# 儿童健康
# 好帮手

## 儿童保健与营养性疾病分册

总主编 倪 鑫 沈 颖

主 编 刘 莉 陈艳妮

编 者（按姓氏笔画排序）

王 伟 陕西省人民医院

刘 莉 首都医科大学附属北京儿童医院

刘瑞萍 西安交通大学附属儿童医院

杜 娟 首都医科大学附属北京儿童医院

沈瑞云 首都医科大学附属北京儿童医院

陈艳妮 西安交通大学附属儿童医院

赵 明 首都医科大学附属北京儿童医院

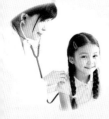

人民卫生出版社
·北京·

# 版权所有，侵权必究！

**图书在版编目（CIP）数据**

儿童健康好帮手.儿童保健与营养性疾病分册/刘莉，陈艳妮主编.—北京：人民卫生出版社，2022.4
ISBN 978-7-117-32948-4

Ⅰ.①儿… Ⅱ.①刘…②陈… Ⅲ.①儿童–保健–问题解答②小儿疾病–营养缺乏病–诊疗–问题解答 Ⅳ.①R179-44②R723.2-44

中国版本图书馆 CIP 数据核字（2022）第 041276 号

| 人卫智网 | www.ipmph.com | 医学教育、学术、考试、健康，购书智慧智能综合服务平台 |
| 人卫官网 | www.pmph.com | 人卫官方资讯发布平台 |

儿童健康好帮手——儿童保健与营养性疾病分册
Ertong Jiankang Haobangshou
——Ertong Baojian yu Yingyangxing Jibing Fence

主　　编：刘　莉　陈艳妮
出版发行：人民卫生出版社（中继线 010-59780011）
地　　址：北京市朝阳区潘家园南里 19 号
邮　　编：100021
E - mail：pmph @ pmph.com
购书热线：010-59787592　010-59787584　010-65264830
印　　刷：北京顶佳世纪印刷有限公司
经　　销：新华书店
开　　本：787×1092　1/32　印张：5
字　　数：77 千字
版　　次：2022 年 4 月第 1 版
印　　次：2022 年 5 月第 1 次印刷
标准书号：ISBN 978-7-117-32948-4
定　　价：29.00 元
打击盗版举报电话：010-59787491　E-mail：WQ @ pmph.com
质量问题联系电话：010-59787234　E-mail：zhiliang @ pmph.com
数字融合服务电话：4001118166　E-mail：zengzhi @ pmph.com

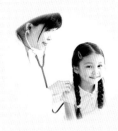

# 总序

Preface

2016 年 5 月,国家卫生和计划生育委员会(现称为国家卫生健康委员会)等六部委联合印发《关于加强儿童医疗卫生服务改革与发展的意见》的文件,其中指出:儿童健康事关家庭幸福和民族未来。加强儿童医疗卫生服务改革与发展,是健康中国建设和卫生事业发展的重要内容,对于保障和改善民生、提高全民健康素质具有重要意义。文件中对促进儿童预防保健提出了明确要求,开展健康知识和疾病预防知识宣传,提高家庭儿童保健意识是其中一项重要举措。

为进一步做好儿童健康知识普及与宣教工作,由国家儿童医学中心依托单位——首都医科大学附属北京儿童医院牵头,联合福棠儿童医学发展研究中心 20 家医院知名专家,共同编写了"儿童健康好帮手"系列丛书。本套丛书共计 22 分册,涵盖了儿科 22 个亚专业中的常见疾病。

本套丛书从儿童常见疾病及家庭常见儿童健康问题入手,以在家庭保健、门诊就医、住院治疗等过程中家长最关切的问题为重点,以图文并茂的形式,从百姓的视角,用通俗易懂的语言进行编写,集科学性、实用性、通俗性于一体。

本套丛书可作为家庭日常学习使用,也可用于家长在儿童患病时了解更多疾病和就医的相关知识。本套丛书既是家庭育儿的好帮手,也是临床医生进行健康宣教的好帮手。希望本套丛书能够在促进儿童健康成长、提升身体素质、促进医患关系和谐等方面发挥更大的作用!

总主编

2022 年 4 月

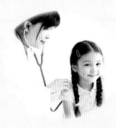

# 前言

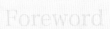

Foreword

　　儿童是祖国的未来、民族的希望,儿童健康成长关系着无数家庭的幸福和国家乃至人类的发展。随着社会和经济的不断发展与进步,儿童生长发育的外在环境和养育理念近年来发生了很大的变化,各种相关信息毫无过滤地冲击着各个家庭,容易形成一些不恰当的养育方式。儿童保健的实施主体是家长及养护人,而不仅仅是医生,所以向家长与养护人进行科学育儿的介绍十分重要。本书以儿童养育常见问题为线索,将相关问题的科学解答告诉读者,有利于儿童健康成长。

　　儿童处于生长发育的关键时期,所以如果在生长与发育方面出现异常,则在儿童期治疗效果显著,而一旦发育完成,将疗效甚微。故早期发现、早期治疗生长发育异常性疾病至关重要。儿童期的健康与成年、老年时期的健康密切相关,是人一生身体健康的基石。健康的营养理念及养育方式可以助力儿童健康成长并终身受益。围绕儿童健康养育中的相关内容涉及的知识广、问题多,本书以家长经常咨询的问题为线索,按照婴儿营养及营养性疾病、小儿神经心理及行为发育两部分分别介绍,对相关核心问题给出答案,具体生动地告知家长相关知识,以便家长能切实掌握并合理应用到生活实践中,并在遇到相关情况时能正确面对,科学处理,理性养育儿童。希望为儿童的健康发展引路并提供有益的帮助。

刘 莉 陈艳妮

2022 年 4 月

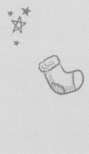

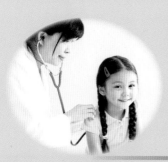

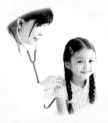

# 目录

Contents

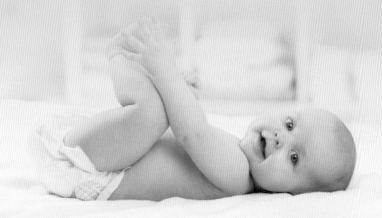

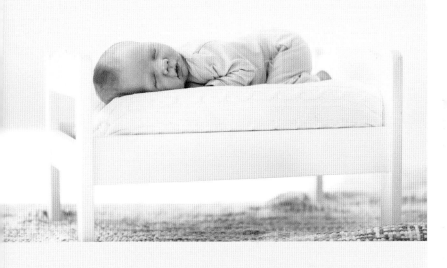

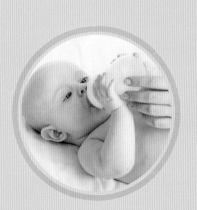

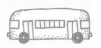

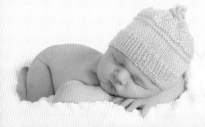

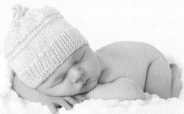

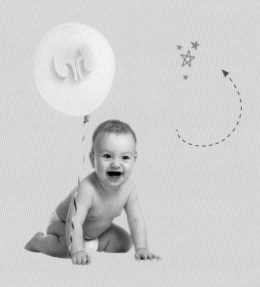

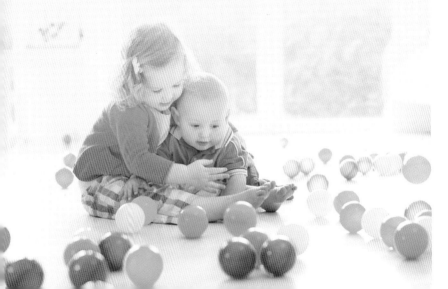

# PART 1

## 婴儿营养及营养性疾病

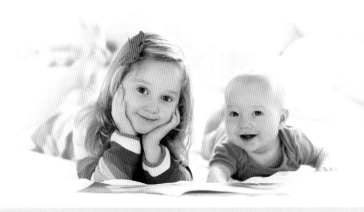

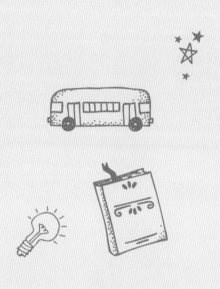

# 儿童需要的七大营养素是什么？ 主要来源是什么？

儿童通过饮食摄取营养物质，以满足其生长发育和维持各种生理功能，儿童所需要的营养素包括七种：蛋白质、脂肪、碳水化合物、矿物质、维生素、膳食纤维和水。

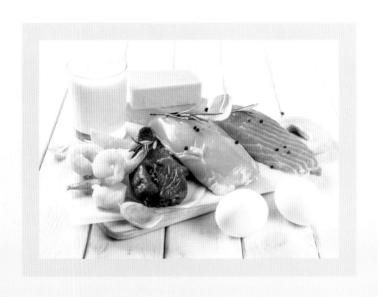

✿ **蛋白质**：是一切生命的物质基础。蛋白质广泛存在于多种食物中。动物食物来源包括奶类、动物肉类、蛋类等，是优质蛋白质的主要来源；植物食物来源包括豆类、坚果、粮谷类等。动物来源的蛋白质质量好、利用率高，而植物性蛋白质利用率低。需要注意的是，蛋白质摄入过量也是有害的。

✿ **脂类**：主要为机体储存和提供能量，还可提供脂溶性维生素和必需脂肪酸，如肝、奶、蛋中的脂肪含有丰富的维生素 A 和 D。植物油中含维生素 E。主要食物来源为动物脂肪组织、肉类及植物的种子。

✿ **碳水化合物**：主要食物来源为米、面、薯类、蔗糖、乳糖、葡萄糖等，是人体最主要的能量来源。

✿ **膳食纤维**：来源于豆类、蔬菜、水果，虽不能被人体消化吸收，但可促进肠道健康，如促进排便，防治便秘，改变肠道菌群等。

✿ **维生素**：是维持人体生命活动过程所必需的一类微量的低分子有机化合物。包括水溶性维生素(维生素 $B_1$、$B_2$、$B_6$、$B_{12}$，维生素 PP，叶酸，烟酸，生物素和维生素 C)和脂溶性维生素(维生素 A、D、E、K)。绝大部分维生素需从食物中获得，主要来源为新鲜蔬菜、水果、酵母、肝脏、鱼类、肉类以及鱼肝油和多种维生素制剂等。

🔅 **矿物质**：分为常量元素和微量元素。主要构成人体组织、参与机体代谢、维持生理功能。如参与构成骨骼、牙齿、肌肉、血液、酶类等组织、结构和成分。常量元素有钠、钾、氯、钙、磷、镁，微量元素有铁、碘、锌、铜、硒、锰等。食物主要来源：钙——奶类、蛋、豆类、海产品、坚果、绿色蔬菜、芝麻酱等；磷——豆类、酵母、谷类、葡萄、蛋黄、虾等；镁——谷类、豆类、紫菜、虾皮、芝麻酱等；铜——肝脏、家禽肉、海产品、豆类、可可、巧克力等；硒——肝、肾、心、海产品、蘑菇、洋葱、果仁等；碘——海产品、豆类、蛋类等。

🔅 **水**：为人体构造的主要成分，营养物质的溶剂和运输载体，可调节体温和润滑组织。主要来源为食物中的水、喝的饮用水和体内代谢产生的水。

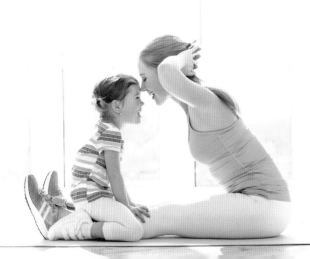

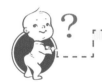

# 婴儿喂养包括哪些内容?

婴儿喂养包括奶类喂养和食物转换期的半固体 - 固体食物喂养。

✿ **乳类喂养**,包括三种类型:①母乳喂养:母乳是婴儿最理想的天然食物,能满足婴儿生理和心理的发育,对婴儿健康成长尤其是脑发育有着不可替代的作用,母乳还有很好的抗感染作用;同时母乳喂养还可以促进妈妈和宝宝的感情交流,降低母亲患乳腺癌的概率。②混合喂养(也称部分母乳喂养):指同时采用母乳与配方奶喂养婴儿。当母乳不足时,可以用配方奶来补充。③人工喂养:一般指 6 月内的婴儿由于各种原因不能进行母乳喂养时,完全用配方奶或者其他乳类喂养。

✿ **婴儿食物转换期的喂养(辅食添加)**:由纯乳类到固体食物的转换,顺序为:液体(奶)—半固体(泥糊状食品)—固体食物。

## 母乳喂养的原则及喂养要点是什么?

❀ **母乳喂养的原则为:**产后尽早开始喂母乳(产后 15 分钟~2 小时内);按需哺乳,随饿随喂,每天喂奶不少于 8~12 次;夜间也要哺乳。3 月龄后,逐渐定时喂养,每 3 小时 1 次。

❀ **喂养要点:**①喂奶姿势要正确:当坐位哺乳时,将宝宝抱在胸前使宝宝的胸部和腹部正对妈妈的胸部和腹部,孩子的鼻子和面颊接触乳房。②婴儿含接乳头的方式要正确:当婴儿张大嘴寻找乳头时,将乳头和大部分乳晕都放入孩子的口中,才能够达

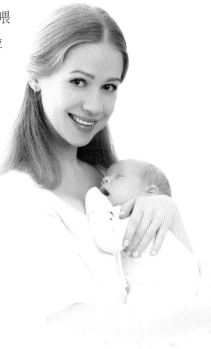

到有效吸吮。③喂奶持续时间:取决于婴儿的需求,让婴儿先吸空一侧乳房,再吸另一侧乳房,下次喂奶时顺序交替,一般每次喂奶时间 10~20 分钟。④喂奶次数:3 个月以内的婴儿每天喂奶次数不少于 8~12 次,尤其在婴儿出生后的 4~8 天最需频繁哺乳以促使母乳量迅速增多,3 个月以上婴儿每天也要喂奶 6~8 次以上。

注意:夜间卧位喂奶时,母亲很容易使乳房压住孩子的鼻孔而影响孩子的呼吸,严重者可发生窒息,为避免这种事情的发生,建议母亲夜间喂奶时最好也采用坐位。

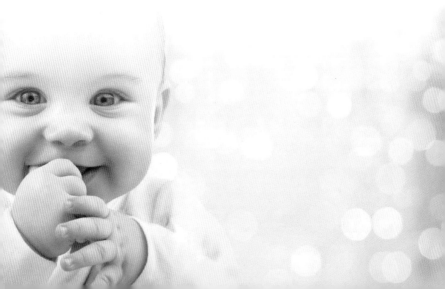

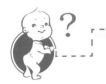

# 怎样判断母乳是否够吃?

母乳是否充足、孩子是否能吃饱是妈妈们经常担心的问题,以下几点可以帮助妈妈判断宝宝是否吃饱了:

**乳房的自我感觉**:喂奶前感觉胀奶,乳房充盈,喂奶时有出奶的感觉,宝宝有连续的吞咽动作,可以听到吞咽声;喂奶后,乳房松软、变小,轻微下垂。

**宝宝的满足感**:吃奶后能自动松开乳头,安静入睡,一般能睡 2~4 小时;醒后宝宝眼睛明亮,反应灵活,爱笑,情绪好。

**大小便次数**:宝宝每天排尿 6 次以上,大便 1~2 次或更多,便量适中,呈金黄色糊状。

❀ **吃奶的时间**:如果宝宝吃奶超过30分钟还含着乳头吸吮不肯放松,可能提示母乳不足或宝宝没有吃饱。

❀ **体重增长良好是判断母乳充足的金标准**:宝宝出生后3~7天内有短时间的体重下降(生理性体重下降),10~14天恢复,然后体重每周增长150~210g以上,满月时体重增加600g(一斤二两)以上,一般说明母乳是充足的;如果体重每月增长少于500g,可能奶量不够,宝宝没有吃饱。

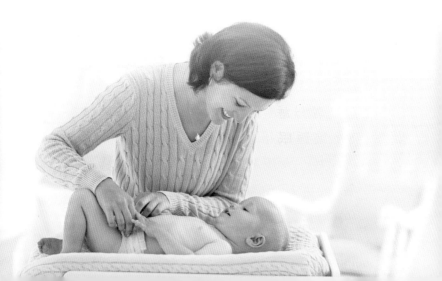

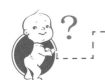

# 母乳不足的常见原因是什么?

很多因素可以影响母亲乳汁的分泌,导致母乳不足,从而影响母乳喂养。常见原因有:

🌼 妈妈产前没有做好母乳喂养的心理准备,对母乳喂养存有疑虑和担心,影响乳汁的分泌,如担心孩子吃不饱、喂母乳影响妈妈的体型等。

🌼 母亲孕期和哺乳期的营养状况也会影响乳汁的分泌,如分娩后快速减肥等。

🌼 母亲的情绪状态也会影响乳汁的分泌,如过于焦虑(担心宝宝的健康)、情绪郁结(如夫妻、婆媳沟通不畅)、愤怒等。

🌼 乳母睡眠时间少或睡眠不好、身体过于疲劳也会影响乳汁的分泌。

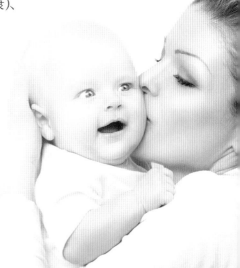

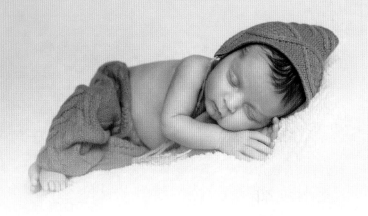

❀ 挤出乳汁用奶瓶喂养:没有孩子有力吸吮对乳头的刺激,会使乳汁分泌量逐渐减少。

❀ 过量添加配方奶粉使宝宝吸吮母乳的力度和时间减少、哺乳姿势和方法不正确使母亲疲劳或乳房排空不良,也会减少乳汁的分泌。

❀ 乳头皲裂、疼痛使母亲对喂奶产生恐惧,会抑制乳汁的分泌。

❀ 婴儿吸吮力弱,如早产儿、极低体重儿、唇腭裂儿等,过早过频使用人工奶嘴使孩子产生乳头错觉而拒绝吸吮母乳,也会影响母乳的分泌。

❀ 长时间母婴分离,如孩子或妈妈生病住院。如果存在母乳不足,不妨查找原因,针对病因进行干预调整,会大大提高母乳喂养的成功率。

## 婴儿拒绝吃母乳的常见原因有哪些?

有些婴儿存在拒绝吃母乳的情况,应仔细查找原因,针对病因进行调整。常见原因有:①在婴儿早期使用人工奶嘴,产生乳头错觉;②母亲有乳房相关问题,如乳头凹陷或乳头过大等,使孩子含接困难;③喂奶时婴儿不舒服或疼痛,如抱姿不正确(过紧或身体扭曲等)、中耳炎或湿疹等引起的疼痛等;④喂奶时乳头含接不正确使孩子吸不到奶,例如没有含住乳晕,只是叼住乳头;⑤喂奶时发生呛奶,如母乳流出过急、过快呛到孩子,这种不愉快的体验会使孩子拒绝吃母乳;⑥母乳味道发生改变,如母亲进食辛辣、韭菜等特殊味道的食物;⑦母亲体味改变,如更换化妆品、香水等;⑧母乳过敏:母亲食物中有引起婴儿过敏的成分,如牛奶、鸡蛋、鱼、虾等;⑨母乳不足,孩子饥饿时吸吮母乳,母乳没有及时流出,有些性格急躁的婴儿会停止吸吮并哭闹以示抗议。

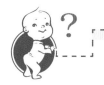

# 什么时候断母乳合适？
# 怎样断母乳比较好？

根据世界卫生组织（WHO）的建议，母乳喂养最好到宝宝1周岁，有条件时也可以喂到2周岁。

循序渐进的断母乳方式适用于大多数婴幼儿和对母乳依赖较强的婴儿。具体为有计划、循序渐进地断奶：5~6个月时按时添加辅食，8个月以后辅食可以替代2次母乳，1岁左右过渡到每天3顿饭和2~3次母乳，然后1天或数天之内减少1次母乳喂养，改用奶瓶或杯／勺喂配方奶。相应地，母乳分泌量也会慢慢减少，逐渐停止分泌。这种断奶方式易于降低由于食物的突然转换而引起婴幼儿消化不良发生的概率，也不会给孩子造成心理伤害，因为哺乳对于孩子来说不仅仅是提供食物,更是心理安抚和母子间亲密交流的活动,突然停止哺喂母乳的行为会使孩子感觉突然失去了母亲的爱。这种方式也可避免给母亲带来身体上的不适(胀奶),甚至引起乳腺炎。

突然断奶在特殊情况下也会被采纳,如母亲生病、母婴分离等。

还有一些断母乳采用的传统做法:在乳头上涂抹辣椒、黄连素、龙胆紫等,迫使孩子自己放弃吃母乳,不过这种情况会使孩子有被欺骗、被抛弃的感觉,甚至对母亲产生不信任和怨恨,引起孩子的愤怒和焦虑。

若奶水确实缺乏,孩子又过度依赖母乳,拒绝其他乳类或辅食,在坚持 4~6 个月的母乳喂养之后,可以考虑断母乳。

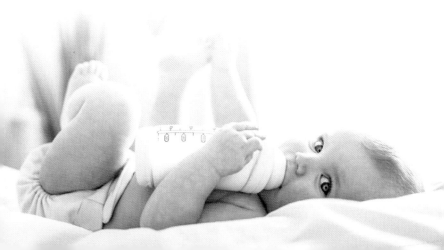

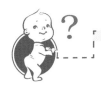

# 断母乳有什么注意事项?

🌼 不要在夏天断奶:夏天天气炎热,孩子食欲不佳,胃肠道消化功能也减弱,此时断奶,孩子的食物发生大的改变,就容易产生厌食,甚至引起消化不良、腹泻等胃肠道疾病。一般于春、秋两季气候宜人时断奶比较好。

🌼 不要在孩子患病期间断奶:孩子患病时食欲不好,消化功能减弱,如果这时断奶,会使孩子的进食量进一步减少,也容易引起消化不良,影响身体的康复,甚至加重病情。

🌼 不要采取强迫、恐吓的手段使孩子断奶,应该按时添加辅食,将辅食做得色、香、味俱全,使孩子喜欢吃,慢慢的孩子就停止吃母乳了。

🌼 断奶期间要加强护理,注意观察孩子的大便是否正常、体重是否减轻,如发现异常,要及时处理。

# 孩子不吃奶粉或辅食怎么办?

有些母乳喂养的孩子不接受母乳以外的其他食物,可以采用一些小技巧帮助孩子:①在孩子饥饿时先喂奶粉或辅食,如果因为母亲在场孩子恋母乳而拒绝其他食物,可以在孩子饥饿需要进食时母亲暂时离开孩子一段时间。②有些吃母乳的孩子会拒绝吃配方奶粉,为了避免这种情况,可以在 4~6 个月后喂母乳的同时,每天给孩子喝 2 次奶粉,量不要很多,如果孩子拒绝奶瓶,可以将母乳挤出用奶瓶喂,此时奶的味道是熟悉的,奶瓶、奶嘴是陌生的,这样容易使孩子接受奶瓶喂奶。

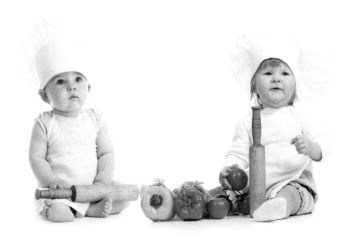

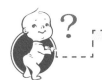

# 断母乳后夜间烦躁不安
# 如何应对？

如果白天已经断奶，夜间孩子还频繁要吃奶、睡眠不安时，可以喂点水或少量配方奶粉，必要时可以由除妈妈外的其他人和孩子睡觉，白天妈妈与孩子保持亲密关系，多拥抱、亲吻孩子，关注孩子，以满足孩子的心理需求。

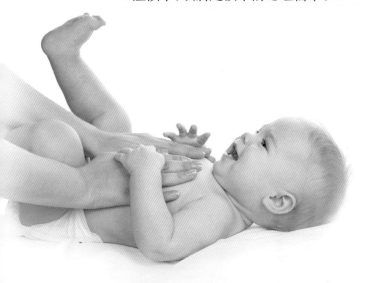

# 混合喂养的方法有哪些？

4~6个月以内的婴儿最好进行母乳喂养,当母乳不足时,可以用配方奶来补充。配方奶补充有两种方式:①补授法,指每次吃奶时先喂母乳,两侧乳房吸空后再喝配方奶粉,补充不足的部分,优点是可以使孩子频繁地吸吮母亲的乳头,利于保持母乳的分泌。避免婴儿在先吃了配方奶后,饥饿感下降不愿意吸吮母乳,从而导致泌乳量进一步减少。建议4~6个月以内的婴儿采用补授法。②代授法,是指用冲调好的婴儿配方奶粉替代1次或数次母乳喂养。优点是可以使母亲有较长一段时间不在孩子身边,但吸吮母乳次数减少,对乳头的刺激减少,有使母乳分泌逐渐减少的弊端。建议4~6个月以上的婴儿使用代授法。

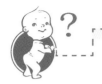

## 什么是人工喂养？
## 如何选择代乳品？

　　一般指 4~6 个月以内的婴儿由于各种原因不能进行母乳喂养，完全用配方奶或者其他乳类喂养。

　　人工喂养的乳类首选婴幼儿专用配方奶粉。

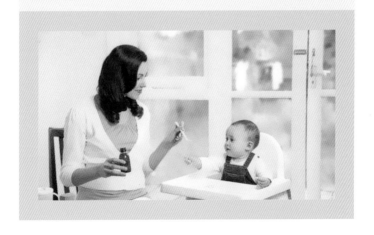

　　配方奶粉的选择：①营养成分，要选择营养成分比较接近母乳的配方奶粉，如 α 乳清蛋白的含量，其能提供最接近母乳的氨基酸组合，提高蛋白质的生物利用率，从而有效减轻肾脏负担。同时，α 乳清蛋白还含有调节睡眠的神经递质，有助于婴儿睡眠，促进大脑发育。②奶粉生产厂家只有通过审核，获得"工业产品生产许可证"，才有资格从事婴幼儿配方奶粉的生产，其质量管理应与国际标准接轨，以保证产品安全。

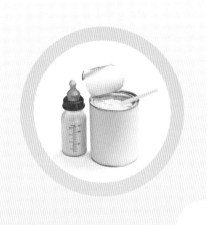

## 如何冲调奶粉？如何确定奶量？

❀ **奶粉冲调方法**：应按照奶粉说明书的要求冲调奶粉，包括水量、水的温度、奶粉量，先放水、后放奶粉的顺序，以保证奶粉的浓度合适并充分溶解。

❀ **奶量确定方法**：也可以参考说明书，如出生体重3 000g的孩子，在出生后2周内每次喂60~90ml的奶，每天7~8次；第3~4周每次喂100~130ml奶，每天6~7次，以后逐渐增加，但一天总量一般不超过1 000ml。需要强调的是，由于出生体重、遗传、体重增长速度等不同，婴儿需要的奶量有个体差异，因此，妈妈应根据孩子吃奶后是否满足、是否哭闹、大小便次数、体重增长情况等综合判断奶量，也要参照上次吃奶的量及开始饥饿的间隔时间来逐渐调整。

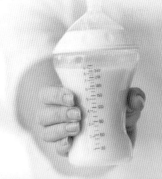

## 婴儿牛奶蛋白过敏的表现有哪些?

由于遗传、环境变化等诸多因素的综合影响,目前牛奶蛋白过敏的婴幼儿较以前明显增多。牛奶蛋白过敏有很多表现,主要有:①皮肤方面:最常见的是湿疹。通常在孩子面颊、前额、头皮、手肘内弯等部位出现红色皮疹,或为肿胀、发痒、疼痛的异位性皮炎等。②过敏性鼻炎、眼结膜炎:孩子有揉鼻子、揉眼睛,鼻子发痒、打喷嚏、堵塞、流鼻涕等症状,严重者可有哮喘。③急性过敏反应:如手足、眼皮肿胀、发红等。④胃肠道反应:如呕吐、腹胀、腹泻、便秘、便中带血、肠绞痛等。⑤影响生长发育:有些孩子表现为体重增长缓慢,甚至体重不增或下降。⑥其他症状:夜尿多、睡眠不安等。停止喝牛奶或转奶,这些不适可以立即或逐渐消失。⑦以上表现仅为可能牛奶蛋白过敏,要明确需要严格按诊断流程,查血过敏抗体阳性不能诊断牛奶蛋白过敏。

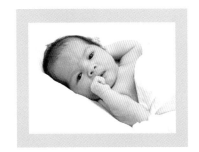

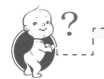

## 牛奶蛋白过敏的孩子<br>如何选择奶粉?

已经明确诊断牛奶蛋白过敏的孩子,在选择奶粉时可参考以下建议:①首选适度水解蛋白配方奶。②如效果不佳,建议转为深度水解蛋白配方奶粉或氨基酸配方粉。③根据情况尽早替换为普通奶粉。

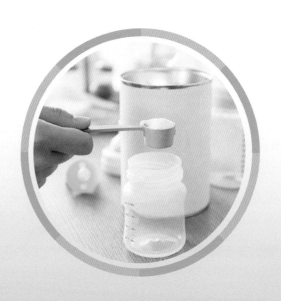

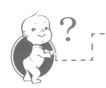

## 牛奶蛋白过敏的孩子
## 如何转奶?

一般喝深度水解蛋白配方奶或氨基酸配方粉3~6个月后,可以尝试转奶,转奶顺序为:氨基酸配方粉—深度水解蛋白配方奶—适度水解蛋白配方奶—普通配方奶。转奶时每天让孩子喝一顿水解程度降低一级的奶粉,观察孩子的反应,这也称之为食物激发试验。如果出现过敏反应,则建议恢复原配方奶喂养,如果没有不适症状,孩子就可以逐渐过渡到下一级奶粉了。

另外一种情况是极少数孩子对母乳过敏,可能与母亲食物中的某些成分有关,如果通过母亲饮食回避方法不能缓解过敏症状,也可以改为氨基酸配方粉或深度水解蛋白配方奶粉喂养。

需要区别的是,对于腹泻后出现的吃母乳或普通婴儿配方奶腹泻的情况,可能是继发性乳糖不耐受,可以用不含乳糖的婴儿配方奶粉或喂母乳前给婴儿服用乳糖酶的方法来解决。

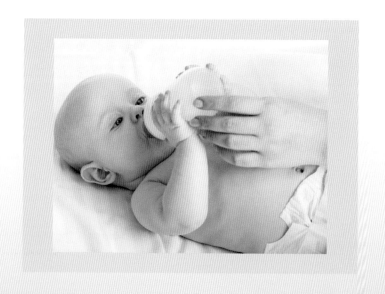

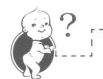

# 婴儿的辅食有什么？

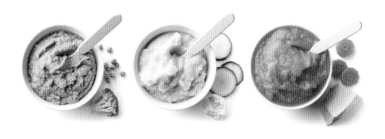

　　婴儿在出生 4~6 个月以后，单纯的奶类喂养已经不能满足婴儿生长发育的需要，这时候就需要给婴儿添加乳制品以外的其他食物，这些添加的食物就称为辅食。4~6 个月到 8 个月左右的婴儿辅食有米粉、蛋黄、菜泥、水果泥等，8 个月以后的辅食为粥、烂面条、面片、软米饭、全蛋、肉泥、鱼泥、菜泥、水果泥、小馄饨等。

## 为什么要给婴儿添加辅食？

无论是母乳喂养还是配方奶粉喂养,4~6个月后都要按时添加辅食,其主要原因为:①添加辅食可以补充母乳营养素的不足:母乳是婴儿最理想的食物,但随着婴儿逐渐长大,尤其在出生4~6个月以后,单纯的母乳喂养满足不了婴儿生长发育的需要和婴儿对各种营养素的需求。②4~6个月以后单纯乳类喂养提供的营养素和食物的能量密度已经不足。③添加辅食可以逐渐锻炼婴儿胃肠消化能力,诱导消化酶的分泌,为断奶做准备。婴儿出生后以流质的奶类为主,1岁以后随着月龄的增加、牙齿的萌出、消化吸收能力的成熟,转为以固

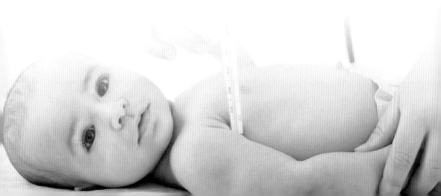

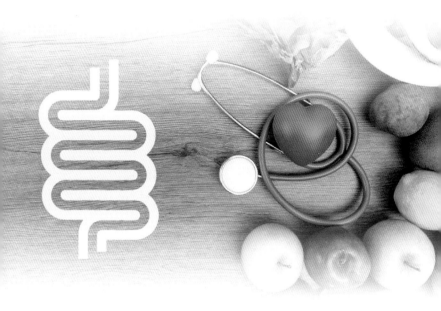

体食物为主,奶类到固体食物间需要一个过渡阶段——辅食添加阶段(也叫转奶期食物),即食物除奶类外,还添加一些半流质、半固体泥糊状食物、软食,最后接受固体食物(断奶)。④逐渐改变摄食方式:从奶头、奶瓶喝奶到从勺、杯、盘、碗中摄食,并逐渐学会咀嚼及吞咽食物。⑤咀嚼食物的过程可以很好地锻炼婴儿的口腔功能,为语言发育做准备。这是一个循序渐进的适应过程,所以要按时给婴儿添加辅食。

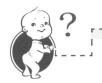

# 在多大月龄开始给
# 婴儿添加辅食合适？

随着孩子的长大,母乳或配方奶提供的能量及营养素已不能满足其生长发育的需求,需及时添加辅食。这一过程从婴儿 5~6 月龄开始到 24 月龄完成。具体引入辅食的年龄无严格规定,应根据婴儿发育成熟状况决定。添加辅食前,我们要观察孩子是否有准备好接受辅食的信号:①体格生长速度正常;②可控制头在需要时转向食物(勺)或吃饱后把头转开;③日间定时进食,平均配方奶摄入量达 800~1 000ml;④具备吞咽能力,能够用舌头将食物推到口腔后部而不引起呕吐样反应。

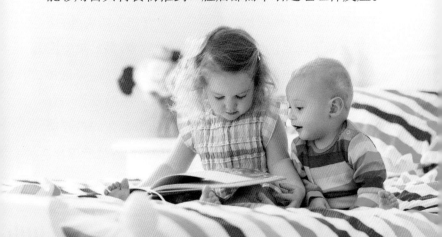

# 辅食添加过早会有什么危害？

辅食添加必须与婴儿的年龄相适应，过早添加辅食会造成宝宝：

🌼 **消化不良**：3个月以内的婴儿缺乏淀粉酶，不适宜进食米、面类食物。如果过早添加辅食，会造成腹胀、便秘、厌食，出现胃肠紊乱等不良反应。

🌼 **影响母乳的摄入**：母乳是最适合宝宝的食物，过早添加辅食，会减少宝宝对母乳的需求，营养摄入不均衡。同时也会导致母亲的泌乳量减少，使母乳喂养不成功。

🌼 **引起过敏**：宝宝的免疫系统发育尚不健全，过早添加辅食容易出现过敏。

🌼 **过度喂养**：有些宝宝的食欲好，家长在正常母乳喂养的情况下又给宝宝吃了很多辅食，摄入的能量超出宝宝的需要，宝宝会超重或肥胖。

🌼 **致病风险**：在辅食添加过程中，如不注意卫生，极易发生病菌污染，从而使宝宝患病。

## 辅食添加过晚会有什么问题吗?

添加辅食应遵循婴儿的发育规律,错过添加辅食的阶段可能会给宝宝造成无法弥补的不良后果。辅食添加过晚会造成宝宝:

❀ **营养缺乏**:食物是宝宝能量和营养素的来源,随着宝宝的长大,乳类已不能满足其生长发育的需要,必须从辅食中得到补充。

❀ **错过咀嚼锻炼的关键期**:宝宝添加辅食对锻炼咀嚼、咬合等口腔功能具有重要意义。这个时期一旦错过,宝宝接受较粗的食物

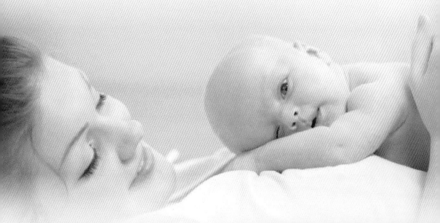

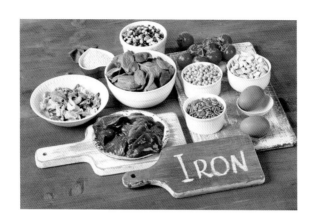

就比较难了，容易养成不经咀嚼就吞咽的进食习惯。

❀ **偏食、挑食**：吃辅食对宝宝而言是重要的学习和体验过程，对宝宝的味觉发育有重要意义。如果辅食添加过晚，宝宝缺少对某些食物味道和质感的认知和体验，就会不愿接受这种食物。

❀ **影响宝宝的心理发育**：成功的辅食添加会为宝宝断母乳建立良好的基础，辅食添加过晚，会造成宝宝断奶延迟，对宝宝心理成长不利。

## 添加辅食的种类和顺序是什么？

　　婴儿辅食添加从种类上讲,应按"淀粉(谷物)—蔬菜—水果—动物性食物"的顺序来添加。初期应该选择强化了钙、铁、锌等多种营养素的婴儿营养米粉,在喂母乳或配方奶前喂养。当婴儿能够接受营养米粉后,可依次添加菜泥(如胡萝卜、菠菜、小白菜等)、果泥(苹果、香蕉等),可将菜泥混入米粉中。宝宝 7~8 个月后可开始加烂粥、烂面、蛋黄、肉泥、鱼泥,蛋清应该再晚些加,以防过敏的发生。宝宝 10~12 个月时可以进行两顿完全辅食喂养,添加稠粥、面条、馒头、碎菜、碎肉、豆制品、带馅儿的食品等。随着婴儿成长,增添食物的种类越来越多,这时家长要注意给宝宝添加的食物结构要合理,符合营养膳食的要求。

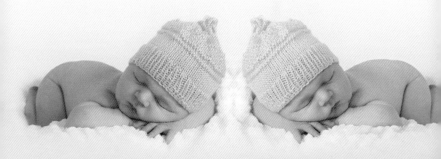

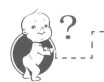

# 添加辅食的原则是什么？
# 该如何添加？

添加辅食时应遵循以下原则：

❀ 从一种到多种：开始只添加一种食物，如果5~7天内宝宝排便正常，无过敏或其他不适，可让宝宝尝试另外一种食物。

❀ 由稀到稠：开始给宝宝喂流质食物，逐渐添加半流质食物，最后再添加固体食物。

❀ 量从少到多,质地由细到粗:新添加的食物仅1天喂1次,量为1~2勺,以后再逐渐增加。食物颗粒要细小,在宝宝快要长牙或正在长牙时,可把食物的颗粒逐渐做得粗大。

❀ 在宝宝腹泻或生病期间暂缓添加新食物。

❀ 辅食不可替代乳类,这时仍应以母乳或配方奶喂养为主。

❀ 添加辅食时,如果宝宝出现腹泻,可烹调再精细些试喂养,待恢复正常后再开始,正常喂养过敏的食物短期内不添加,也可在专业人员的指导下视情况从少量开始添加。

❀ 辅食要单独制作,注意食品安全和卫生。少盐,不宜添加味精等。

❀ 在宝宝心情愉快和清醒的时候添加辅食。

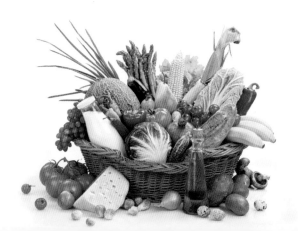

## 婴儿的辅食都是家长自己做的吗？

　　家长可以选择自己做婴儿辅食或购买市售的婴儿食品。自己在家做辅食的优点是能够选择制作的原料，保证原材料的新鲜，也比较经济。市售的婴儿食品，如含有各种营养素的米粉，瓶装的菜泥、果泥等，营养全面，喂养方便且省时。对于刚刚开始添加辅食的宝宝来说，消化功能不健全、咀嚼能力还很差，市售的婴儿食品加工精细、易于吸收、保存方便，所以更适合刚刚添加辅食的宝宝。随着宝宝长大，家庭制作的食物能按照宝宝的实际需要来配方，这样的食品更有利于孩子的生长发育。但应注意家庭制作的食物不要长时间烧煮，避免营养流失，也不要长时间存放，最好现吃现做。不要根据成人的口味来烹调，造成宝宝口味偏重。无论是自己做还是市售的婴儿食品，都要遵循安全、新鲜、营养丰富、干净卫生的原则。

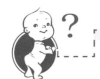

## 婴儿辅食需要加盐或者糖吗?

婴儿辅食中少盐或糖。过早、过多地添加多量盐会增加肾脏负担。大量糖产生的能量会替代婴儿一日能量需求的一部分,导致婴儿吃奶量下降。过多的糖也会导致高渗性腹泻、肥胖和龋齿。婴儿的味觉正处于发育过程中,对外来调味品的刺激比较敏感,平时吃清淡的食物可以保持味蕾对各种味道的敏感性,提高宝宝对各种食物的接受程度。婴儿的味觉发育不同于成人,不要以成人的口味来购买和制作食物。

# 婴儿需要喝水吗？
# 每天需要喝多少水合适？

一般来说，对于纯母乳喂养的婴儿，只要母乳充足，婴儿的进食状况正常，每天排尿 6~8 次以上，小便颜色清而不黄浓，即表示婴儿身体的水分足够，不必另外补充水。人工喂养、混合喂养及大于 6

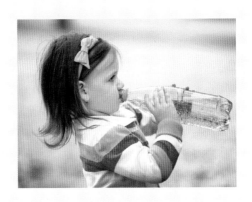

月龄的婴儿，需要在两餐之间适量补充水分。在特殊情况下，如出汗多，或在发烧、腹泻等水分容易流失时，注意给宝宝额外补充水分。

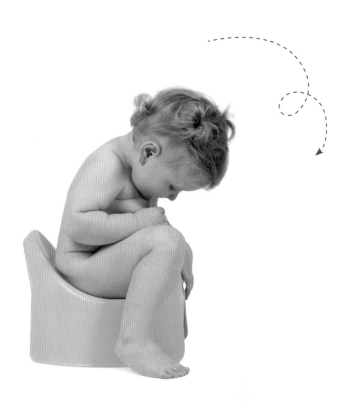

# 婴儿喝什么样的水比较合适?

目前家长给婴儿喝的水主要有以下几种:

🌼 **白开水**:经净化、煮沸后的自来水。煮水前要先倒出水壶中积存的水,以免形成有害金属的污染。同时在烧开冷却后不要放置过长时间,防止被细菌污染。

🌼 **矿泉水**:含有矿物质和微量元素,但由于宝宝肾脏的浓缩稀释功能尚不完善,少喝为佳。

🌼 **蜂蜜水**:蜂蜜可以润便、促进肠蠕动。但蜂蜜水较甜,且易被细菌污染或含有生物激素,故对 1 岁以内婴儿不建议食用。

🌼 **鲜榨的各种果汁**:小婴儿要少用,因果汁的口感特别,喝果汁后容易使孩子不再喜欢喝白开水,甚至出现厌奶。

综上分析,给婴儿喂水,应以白开水为宜。

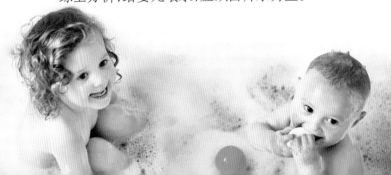

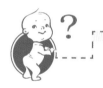

# 为什么婴儿不宜吃蜂蜜？

蜂蜜里含有丰富的葡萄糖、果糖、多种氨基酸、维生素、矿物质等，蜂蜜既是食品，又是一种营养丰富的滋补品。可是，对于1岁以下的宝宝来说却不适合食用，原因如下：

✿ 蜂蜜属于甜食，久食或食用过多会影响食欲。且过早地给婴儿太甜的食物会影响婴儿味觉发育。

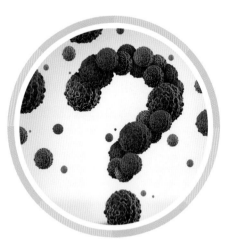

✿ 蜂蜜在花粉采集、酿造、运输与储存的过程中，很易被细菌污染，食入污染的蜂蜜后，会引起症状。

✿ 个别对花粉过敏的孩子可能出现过敏反应。

# 大人可以把食物嚼碎喂孩子吗？

　　成人将食物咀嚼后再喂给孩子，这是一种不正确的喂养方法，会对孩子的健康产生极大的危害：

　　✿ 传播疾病：成人的唾液可能携带各种致病菌，这些致病菌可能通过被成人咀嚼过的食物传播给孩子，如幽门螺杆菌，在孩子抵抗力低时会直接导致疾病发生。

　　✿ 不利于咀嚼锻炼：食物被嚼碎后，变得光滑、细软，孩子不需要咀嚼就可直接吞咽。孩子的咀嚼功能得不到锻炼,会影响颌面部的发育,甚至会对语言发音能力产生影响。

⚙ 食物经嚼后,香味和部分营养成分已受损失,这样的食物会降低孩子进食的兴趣,影响孩子的食欲。

⚙ 影响胃肠消化功能:咀嚼可以促使口腔分泌唾液,引起胃液的分泌。孩子自己不咀嚼而直接吞咽被咀嚼过的食物,久而久之,会降低孩子的胃肠消化功能。

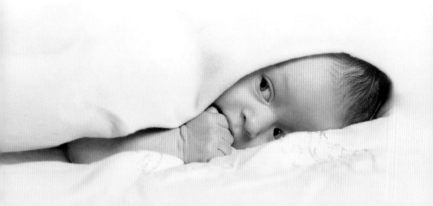

## 婴幼儿良好的饮食习惯包括什么?

婴幼儿良好的饮食习惯包括以下几个方面:

🌼 不偏食、不挑食,孩子能接受与其年龄相符的食物。

🌼 能定时、定点、定量进餐。每餐时间不宜超过30 分钟。固定、有规律的进餐有助于孩子产生饥饿感。孩子需要有一个固定的用餐地点,要根据孩子的食量提供适量的饭菜。

🌼 能专注进食,不要养成边吃边玩或边吃边看电视的习惯。

🌼 掌握与年龄相符的进餐技能,会自己握奶瓶,用勺、筷、碗进餐,养成独立进餐的习惯。

🌼 不吃零食,尤其在饭前不要吃糖果、巧克力等甜食,以免影响食欲。不以饮料代替水。

🌼 养成良好的卫生习惯和懂得就餐礼仪,如饭前洗手,饭后漱口;咳嗽时,要掩着嘴,把头远离餐桌等。

## 婴幼儿每天进餐的次数是怎样的？

新生儿胃容量小,吃奶不需要严格定时,0~2月龄小婴儿每日多次、按需喂养。3月龄后,逐渐定时喂养,每3小时1次,每日约6次。4~5月龄婴儿逐渐减少夜间哺乳。6月龄后,随着辅食的逐渐引入,哺乳次数随每次奶量的增加逐渐减少至4次,夜间哺乳逐步停止,但总奶量不减少。4~6个月的宝宝,开始增添辅食。7~10个月的宝宝辅食1~2次。夜间可以不再进食。10个月~1岁的宝宝,每天3~4次奶,辅食2次。幼儿每天5~6餐,主食3次,上下午两主餐之间可进食奶类、水果等。

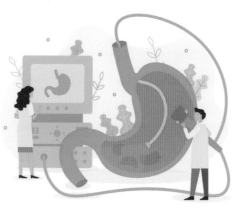

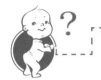

## 怎样预防孩子偏食、挑食？

偏食、挑食是指孩子对饮食挑剔或仅吃几种自己喜欢或习惯的食物。预防偏食、挑食方法如下：

❀ 从小培养孩子良好的饮食习惯。应及时添加各种辅食，使孩子从小逐渐习惯各种食物。

❀ 营造一个安静、轻松的就餐环境。吃饭地点要固定，进餐时不要看电视、看书、玩玩具。不要训斥、恐吓或强迫孩子吃某些食物。

❀ 父母应树立良好的进食榜样，做到不挑食、不偏食。在给孩子选择食物时不能根据父母自己的喜好。

❀ 食物应品种多样，搭配合理，重视食物的色、香、味、形，以刺激孩子的食欲。

❀ 情绪调整：在孩子进食时，要多诱导和鼓励，可通过一些小故事或者父母用赞赏的表情来激发孩子的食欲。

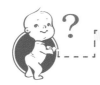

# 如何应对孩子的
# 偏食、挑食问题？

为纠正孩子的偏食、挑食问题，家长可采用下面这些方法：

🌼 脱敏法：家长在做饭菜时要多种食物混合制作，把孩子喜欢吃的和不喜欢吃的食物一起做，慢慢增加不喜欢的食物的比例。

🌼 激励法：当孩子偏食、挑食行为得到改善时，应及时给孩子一些奖励，如奖励小红花、微笑、拥抱或孩子喜爱的活动等。

🌼 让孩子适度体验饥饿，饥饿时添加不喜欢的食物。

🌼 使孩子对食物产生兴趣:可以让孩子参与食品的采购和制作,用模具把食物做成小动物或孩子喜欢的形状。

🌼 纠正偏食、挑食,要有耐心,不要训斥和指责孩子,让孩子多次尝试新的或不喜欢的食物。

🌼 营养教育:根据孩子的年龄进行营养教育,潜移默化地使孩子懂得吃多种食物有助于身体健康。

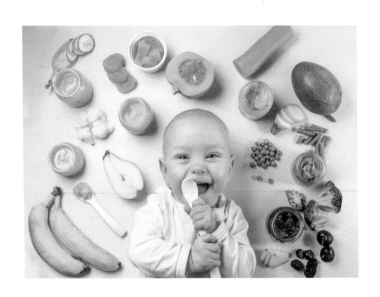

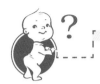

# 宝宝铁缺乏与缺铁性贫血
# 都有哪些表现?

　　在发生铁缺乏但还没发生贫血前,宝宝的临床症状少而且不突出,故不容易被发现。但实际上,铁缺乏对宝宝器官系统的影响已经开始了。

　　缺铁性贫血就是铁缺乏最常见、最主要的危害。缺铁性贫血的发病过程其实就是铁从正常稳态到缺乏,再到因铁缺乏限制了红细胞的生成,最终发生贫血。部分缺铁性贫血的宝宝,可能没有明显的症状,爸爸妈妈们往往忽略了孩子的营养状态。如果对宝宝进行全血常规检查,往往结果会提示轻至中度小细胞低色素性贫血。

　　宝宝患缺铁性贫血主要表现在以下方面:

　　✿ 消化系统:主要表现为消化功能下降。宝宝可能会食欲下降、食量减少,容易呕吐或排稀便,甚至腹泻;有些宝宝可能出现口腔炎或舌炎。

❀ **免疫系统**：缺铁可引起细胞免疫功能下降。常合并感染。

❀ **肌肉运动系统**：宝宝容易疲乏，不爱运动。家长常会告诉医生，宝宝懒，爱睡觉。中重度缺铁性贫血的孩子运动耐力下降，大运动和精细运动均可能受到影响，发育相对迟缓。

❀ **皮肤黏膜**：常表现为面色苍白或苍黄；指／趾甲脆薄、色淡，有的宝宝有反甲现象。

❀ **神经系统**：患病宝宝常烦躁不安或精神萎靡，儿童会表现为注意力不集中、记忆力减退、智力常低于同龄儿。

❀ **其他**：少数宝宝有异食癖（喜吃泥土、墙皮、煤渣等）；医生查体会发现一些阳性体征，如心率增快，可出现心脏杂音；严重者心脏扩大，甚至引起心力衰竭。肝、脾、淋巴结触诊轻度增大。

综上，应注意中重度贫血婴儿的如下表现：宝宝出现轻度的嗜睡，精神不佳，面色苍白，易激惹哭闹，进食量减少，大便不规律，稀便或腹泻。平日检查时要注意血常规检查中的铁缺乏指标。

# 宝宝铁缺乏与缺铁性贫血的
# 常见高危因素有哪些?

以下因素是发生铁缺乏及缺铁性贫血最常见的高危因素：

❀ **生长发育因素**：婴儿期生长发育迅速,对铁的需求量大。

❀ **铁摄入不足**：纯母乳喂养 6 个月后,未及时添加富含铁的食物；母乳不足时,食用的配方奶中铁强化不够。这是铁缺乏及缺铁性贫血发生最主要的原因。

❀ **铁吸收障碍及丢失过多**：食物搭配不合理、慢性腹泻及宝宝急性感染时均可影响铁吸收；慢性失血造成铁丢失过多。

❀ **先天储铁不足**：孕后期胎儿经胎盘从母体获得铁量最多,母亲贫血或早产均会导致宝宝体内铁储存不足甚至严重缺乏。

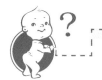

# 儿童缺铁性贫血的
# 诊断标准是什么？

缺铁性贫血诊断标准：末梢血常规检查中血红蛋白（Hb）含量降低，符合 WHO 儿童贫血诊断标准，即 6 个月~6 岁 <110g/L，6~14 岁 <120g/L。海拔每升高 1 000 米，Hb 上升约 4%；红细胞呈小细胞低色素性，结合缺铁的高危因素和相关检查排除其他小细胞低色素性贫血，可拟诊为缺铁性贫血。如铁代谢检查指标同时符合缺铁性贫血诊断标准，则可确诊为缺铁性贫血。

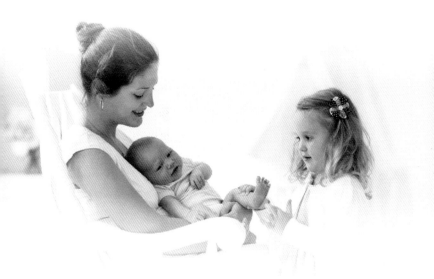

# 缺铁性贫血如何治疗？

缺铁性贫血的治疗包含:

⚙ **一般治疗**:加强护理,避免感染,合理喂养,给予富含铁的食物,注意休息。

⚙ **病因治疗**:尽可能查找缺铁的原因和基础疾病,并采取相应措施去除病因,如纠正厌食和偏食等不良饮食行为,治疗慢性失血疾病等。

⚙ **铁剂治疗**:尽量口服铁剂治疗。儿童剂型的铁剂产生的消化道不适感弱。按元素铁(药物说明书中标明含量)来计算补铁剂量,即每天补充元素铁 $2\sim6mg/kg$,餐间服用,每天 $2\sim3$ 次。可同时口服维生素 C 促进铁吸收。Hb 正常后继续补铁治疗 2 个月,恢复机体储存铁水平。必要时可同时补充其他维生素和微量元素。

注意:"食补"是贫血辅助治疗手段。红肉类、动物肝脏、血制品等的含铁极为丰富,吸收率高,应注意摄入。

# 宝宝铁缺乏与缺铁性
# 贫血如何预防?

缺铁和缺铁性贫血的预防:

🌼 **健康教育:**指导家长喂养和饮食合理搭配。婴儿满 6 月龄开始添加辅食后,建议在满 7 月龄时达到 7~12 月龄的最低膳食推荐量,即婴儿米粉 20g、一个蛋黄、瘦肉 25g;并进一步达到米粉、鸡蛋及瘦肉各 50g;逐渐增加蔬菜、水果等的摄入,这样就能满足婴儿铁的需要,避免发生缺铁性贫血。

🌼 **围产期预防:**加强营养,摄入富铁食物。食物中每日应供给 20~40mg 铁,同时补充小剂量叶酸(400μg/d)及其他维生素和矿物质。①早产儿和低体重儿:提倡母乳喂养。纯母乳喂养者应从 2~4 周龄开始补铁,剂量 1~2mg/(kg·d)元素铁,视饮食和发育情况直至1周岁。②足月儿:母乳中铁的生物利用度高,所以尽量母乳喂养至4~6个月;此后如继续纯母乳喂养,应及时添加含铁丰富的食物;必要时可补充铁制剂(元素铁每天1mg/kg)。母乳喂养后改为混合喂养或不能母乳喂养的人工喂养儿应选用铁强化配方乳,并及时添加含铁丰富的食物。1岁以内尽量少用纯牛乳喂养。③筛查:按照《0~6岁儿童健康管理服务规范》要求,定期检测血常规,评估儿童是否存在铁缺乏或缺铁性贫血情况,如果饮食中铁含量极少,需要进一步筛查铁缺乏。

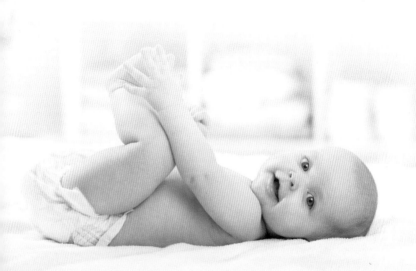

# 如何给婴儿科学补充肉类辅食?

婴儿从母体及纯母乳喂养中获得的铁可以满足其前6个月对铁的需求。6个月后,母乳不能满足宝宝生长所需的足量铁元素,易发生缺铁性贫血,故需要添加富含铁的辅食补充铁不足,以预防缺铁性贫血。

然而,不合理的辅食添加,例如辅食添加时间过晚、动物性食物添加过少等,均会加重婴幼儿缺铁,增加缺铁性贫血的患病风险。尽管各国公布的关于最佳辅食引入时间的建议略有不同,但均推荐"首次添加的应是富含铁的辅食,如强化铁的谷类食物和肉类食物"。

各指南均强调,在婴儿日常饮食中要保持动物性食物的摄入。我国《0~3岁婴幼儿喂养建议(基层医师版)》指出,婴儿6~8月龄,在引入铁强化米粉,逐渐添加水果、蔬菜后可添加肉类,尤其是红肉类食物。动物的肝脏含铁十分丰富,但不建议过多添加,因为一些毒性物质易在肝脏积聚。在缺乏铁强化谷类的地区,动物性食物(红肉类、禽蛋、鱼类)的添加尤为重要,可从红肉泥开始添加。常见肉类辅食有:猪肝、鱼、虾、鸡肉、猪肉、牛肉等。

食物的性状应从泥糊状逐渐过渡到碎末状,以有利于消化,也帮助婴儿学习咀嚼。可制作成肉泥、肝泥、鱼泥、虾泥等。以上泥糊状的动物性食物可以单独吃,也可和菜泥等一起加入粥或面条中。

值得注意的是,推荐量只是为达稳定状态的平均量,婴儿生长发育迅速,个体差异比较大,实际喂养过程中需要根据婴儿情况进行个体化喂养。通过定期测量儿童体重、身长、头围等体格发育指标,进行体格生长发育评价,必要时结合营养素检测结果判断婴儿喂养的量、次数及食物种类是否满足了孩子的营养需要。

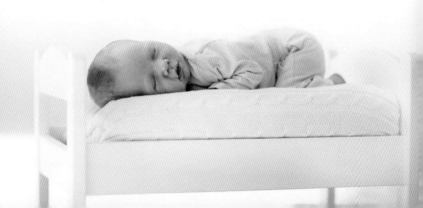

### 宝宝需要补钙吗？
### 怎样补钙？

钙是儿童生长发育所必需的营养素，也是机体内含量最丰富的矿物质。儿童继发的钙缺乏主要会引起"营养性佝偻病"的发生，从而影响儿童生长发育。

2016年"营养性佝偻病防治全球共识"将"维生素D缺乏性佝偻病及相关疾病"重新统一命名为"营养性佝偻病"，明确了该病是儿童由于维生素D缺乏和／或钙摄入量过低导致的生长板软骨细胞分化异常、生长板和类骨质矿化障碍的一种疾病。共识强调了钙摄入量过低也是佝偻病的重要原因，即当维生素D不足或缺乏，同时伴有钙不足或缺乏，可导致佝偻病的发生。

人体钙的需要量与年龄、性别、遗传、饮食、生活方式、地理环境等有关。钙补充的依据：1岁内主要根据母乳中的含钙量，1岁后主要根据钙代谢平衡实验。2013年中国营养学会推荐的每天适宜钙摄入量：婴儿

0~6 个月为 200mg,7~12 个月为 250mg,1~4 岁为 600mg,4~7 岁为 800mg,7~11 岁为 800mg,11 岁以上为 1 000mg。

由于早产儿、低体重儿生长发育的特殊性及低钙储备,对这类宝宝的钙补充应在专业人员指导下进行。

对于"营养性佝偻病"宝宝钙的补充,在强调每天补充维生素 D 的同时,每天婴儿钙摄入量:0~6 个月为 200mg,6~12 个月为 260mg,12 个月以上儿童每天钙摄入量(含饮食钙源)应大于 500mg。这些钙量也包括食物中的钙含量。

钙摄入的来源包括膳食钙和钙制剂。儿童期最主要的,也是最好的钙源是奶类。婴儿期要鼓励母乳喂养,乳母补充适量钙剂。婴儿期以后坚持每天供给一定量的奶制品。

豆类食品含钙量丰富且吸收较好,绿叶蔬菜也含一定的钙量,但吸收率较低。

补钙的注意事项:①蛋白质、磷酸肽可促进钙吸收,所以补钙时最好摄入蛋白质;②植酸、草酸、鞣酸可与钙结合为难溶性复合物,降低钙的吸收,故服用钙制剂时,不要与富含植酸、草酸、鞣酸、高纤维食物同时摄入；③应注意补充维生素 D 以促进钙代谢和钙吸收，以及补充铁、锌；④乳糖有利于钙吸收，可与乳糖含量高的食物共同食用。

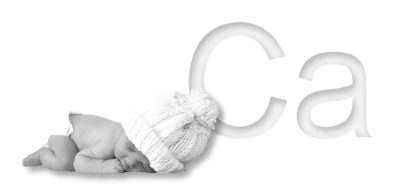

## 宝宝缺钙有哪些表现？

宝宝缺钙可致骨骼、肌肉及神经兴奋性改变。缺钙多伴维生素D的不足或缺乏，引起营养性佝偻病，俗称"缺钙"。

佝偻病的临床表现与年龄相关，可分为：早期（一般6月龄以内，特别是3月龄以内小婴儿）、活动期、恢复期及后遗症期。

初期宝宝症状较明显，如出现多汗、枕秃，及易激惹、烦闹等非特异神经兴奋性增高表现。如营养性佝偻病早期未经治疗，症状会继续加重，进入活动期，宝宝出现生长落后、精神萎靡、肌肉松弛；严重低血磷时，肌肉糖代谢障碍，宝宝会表现竖颈无力或蛙腹。此期出现典型骨骼改变：①颅骨：多见于6月龄以内宝宝，可表现为前囟边缘软、颅骨薄、枕骨或顶骨后有压"乒乒球"样感觉;7~8月龄出现额骨、顶骨骨样组织增生致额骨和顶骨两侧对称性隆起,称为"方颅";重者可呈鞍状、十字状颅形、头围增大。②胸廓:1岁左右出现佝偻病串珠、郝氏沟、鸡胸。③四肢:多见于6月以上婴幼儿,手腕、足踝部可形成钝圆环状隆起,称为"手镯、足镯"、婴儿站立、行走后双下肢负重,形成膝内翻(O形)、膝外翻(X形)。④其他症状:会在坐后因韧带松弛导致脊柱后突或侧弯;重症者可形成扁平骨盆。当营养性佝偻病早期、活动期或恢复期宝宝经日光照射或治疗后,临床症状和体征逐渐减轻或消失。大约2岁后进入后遗症期,无临床症状,婴幼儿期病情严重者残留不同程度的骨骼畸形,如宝宝枕秃及鸡胸。

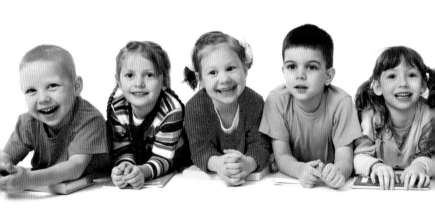

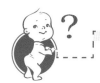

# 宝宝缺锌有哪些表现？

宝宝缺锌多因长期动物性食物摄入不足引起。临床表现为：①食欲缺乏、挑食、厌食、不喜进食是宝宝缺锌时最常见、最普遍的表现。②皮肤粗糙、干燥，易患皮炎、顽固性湿疹、地图舌、指甲白斑，头发黄、稀疏或脱落等。③有吃头发、纸、墙灰、泥土、沙石等异食癖现象。④反复呼吸道、消化道感染，反复口腔溃疡。⑤体格生长发育迟缓，体重、身高均落后于同龄儿童。⑥记忆力下降，反应迟钝，注意力不集中，学习困难，甚至会导致智力发育迟缓等，这些表现均不特异，所以询问是否有缺锌病史最重要。

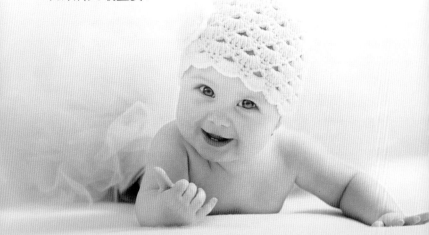

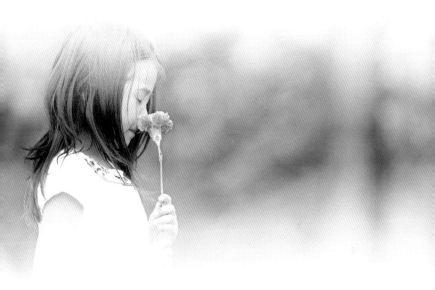

除营养不足引起锌缺乏外,遗传因素如基因突变可导致锌吸收障碍和乳汁分泌锌不足,继而导致肠病性肢端皮炎(染色体 8q24.3 上 *SLC39A4* 基因突变)和暂时性新生儿锌缺乏(*SLC30A2* 突变)。

遗传性锌缺乏临床表现严重,常表现为皮肤干燥、湿疹、水疱、鳞屑,对称分布在口周、指端、会阴、面颊、膝盖及肘部;头发红色,脱发;畏光、结膜炎、睑缘炎;可伴慢性腹泻、口腔炎、指甲营养不良、生长发育迟缓、伤口愈合延迟等。

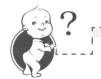

## 缺锌的危害有哪些？

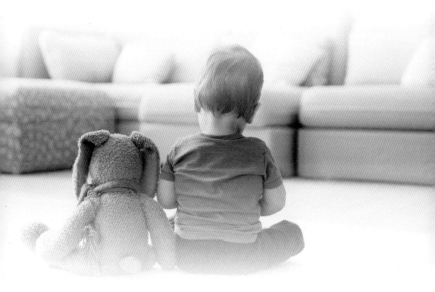

因为锌参与人体内几乎所有的代谢过程，300 多种酶的活性需要锌，体内含 100 多种锌金属酶；锌参与 2 000 多种转录因子，调节基因表达，蛋白质合成。所以，锌对儿童体格生长、细胞免疫调节、脑发育等均具有重要作用。

当锌缺乏时会对宝宝机体多方面带来的危害：①消化功能减退：缺锌时唾液中的有关酶类减少，味觉敏感性下降，消化酶合成或活力不足等原因引起食欲缺乏、厌食、挑食、异食癖（食泥土、墙灰、纸等）及消化不良等消化道症状。②免疫功能低下：缺锌可致 T 淋巴细胞数量减少、功能受损，引起细胞介导免疫功能下降，同时，一些淋巴因子的免疫活性降低，儿童易反复发生各种感染性疾病。③生长发育迟缓：宝宝长期缺锌可致生长速度减慢，体重、身高均可落后于同龄儿童。④智能发育缓慢：脑部含锌量较高。锌参与脑发育，影响脑功能。严重缺锌可导致脑内核酸和蛋白质合成障碍，神经递质浓度降低而影响神经系统的正常发育。⑤儿童眼病：锌参与一些重要的金属酶活动和维生素 A 的代谢。宝宝缺锌可引起暗适应能力降低、视力下降、弱视、近视等。

对家长进行营养教育是预防锌缺乏的主要措施。

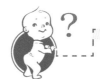

# 幼儿营养特点是什么？

1岁以后儿童生长趋于平稳,但仍在快速生长发育时期,活动量较婴儿期增多,所以营养上仍需要保证充足的能量和优质蛋白质供给。宝宝乳牙继续萌出,咀嚼功能仍不成熟,胃容量较婴儿增加,但进食量仍有限。胃肠道消化吸收功能及对外界不良刺激的防御功能逐渐发育提高。

这时期宝宝的食物从以乳类为主逐渐过渡到以谷类为主,加入蛋、动物肉类、蔬菜、水果等混合固体食物。幼儿有能力判断自己食物的摄入量,可能出现食欲波动,如早餐进食时多时少,一日三餐进食量差异较大,餐间进食量差别可达40%,但一日能量摄入较恒定,在10%左右波动。

幼儿期是宝宝进食技能发育和良好习惯养成的关键时期。"自己吃"的意识逐渐强烈,慢慢学会使用杯子、勺子进食;有控制进食情景的意识,如玩弄食物、边玩边进食,有接受和拒绝食物的行为。但是,如果在婴儿期错过吞咽、咀嚼训练的关键期,或长期摄入食物过细,幼儿期会有不愿吃固体食物或含在口中不吞咽的表现。3岁左右的儿童常会出现"挑食"现象,即有对食物的偏好,应尊重儿童的选择。

家长给儿童制作食物时,应选择富含能量、蛋白质、铁、锌、钙、维生素等多种营养素的食材,以当地生产的肉、鱼、禽、蛋、新鲜蔬菜和水果为主;烹饪时尽量保持食物中的营养成分和口味,注意色香味俱全,营养平衡,有助于儿童选择食物。

《中国居民膳食营养素参考摄入量》建议:1~2岁每天能量推荐量,男、女分别为 900kcal 和 800kcal;2~3岁每天能量推荐量,男、女分别为 1 100kcal 和 1 000kcal,蛋白质 25g/d。蛋白质、脂肪和糖类占总能量的比例分别是 12%~15%、30%~35% 和 50%~65%,优质蛋白质供给量占每天蛋白质总量的 35%~50%。

《中国孕期、哺乳期妇女和 0~6 岁儿童膳食指南》推荐 1~3 岁儿童每天常见食物的参考摄入量见表1。

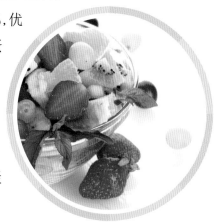

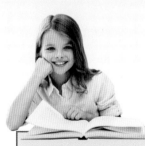

### 表1　幼儿食物参考摄入量

| 食物种类 | 主要营养素 | 1~3岁 |
|---|---|---|
| 谷类 | 碳水化合物、蛋白质、膳食纤维、B族维生素 | 50~100g/d |
| 蔬菜类 | 膳食纤维、维生素、矿物质 | 各200~250g/d |
| 水果类 | 碳水化合物、膳食纤维、维生素、矿物质 | 100~150g/d |
| 动物类(鱼虾类、禽畜肉类、蛋类) | 优质蛋白质、脂肪、矿物质、维生素 | 50~70g/d |
| 奶类 | 优质蛋白质、脂肪、B族维生素、钙、铁、锌等 | 350~500ml/d |
| 大豆 | 蛋白质、碳水化合物、矿物质等 | 5~15g/d |
| 烹调油 | 能量 | 15~20g/d |

# 如何保证学龄儿童的营养？

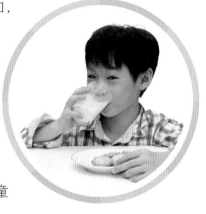

学龄儿童是指6~18岁的未成年人。学习和体育活动增加，要为进入青春期出现的第二个生长高峰做准备，需增加能量和营养素。我们只有了解学龄儿童营养特点，做到合理膳食安排，向家长普及营养知识，方可保证这个时期儿童的营养。

❀ **营养特点**：这个时期的儿童在体格生长方面，除生殖器外，其他器官发育接近成人。乳牙脱离，恒牙萌出，口腔咀嚼吞咽及消化能力基本达到成人水平。肌肉发育较好。能量摄入要满足生长速度、体育活动的需要，保证优质蛋白、钙、铁、锌等矿物质和维生素的供给。

❀ **膳食安排**：食物种类多样，搭配合理，尤其提供如乳类、豆类等含钙量丰富的食物。每天食物种类必需包括：谷薯类、蔬菜类、水果类、奶类、肉类、鱼虾、蛋类、豆类及其制品、坚果、食用油等。三餐合理、规律进餐、培养健康饮食行为；合理选择零食、足量饮水、不喝含糖饮料；不偏食、节食，不暴饮暴食，保持适宜体重增长。

❀ **营养知识教育**：教育家长和儿童理解"营养好"的涵义是平衡膳食，使营养素摄入均衡。要求食物丰富、搭配合理、能满足能量和营养素的需求，维持身体正常的体重、血脂、血压，无微量元素缺乏性疾病，保持身体健康状态。

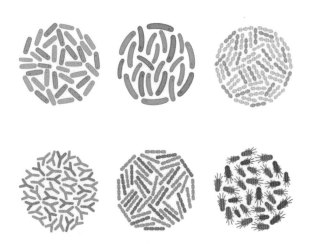

# 青少年容易出现什么营养问题?

青少年处于快速生长发育期,同时学业压力重,静态活动多,体育运动少,需要充足的能量及营养素。又由于他们多自己选择食物,较注意外部形象,故较易出现如下营养问题:

⚙ **超重/肥胖:**由于能量摄入超过消耗,造成脂肪过度堆积而引起的一种营养障碍性疾病。现已被认为是遗传-环境因素协同作用的一种可预防的慢性病。

病因:主要包括能量摄入过多、活动过少、遗传及环境因素、出生体重、性别、其他等多因素致病。能量摄入过多是最主要的病因,其次为活动量减少。多基因遗传可增加个体患病易感性,父母肥胖是儿童肥胖的危险因素。出生体重过高或过低均可增加后期肥胖的发生风险。其他如母亲孕期体重增长过快、剖宫产、吸烟等均是肥胖发生的高危因素。常用诊断方法:体重指数(BMI)法,即体重(kg)除以身高的平方($m^2$)。不同性别和不同年龄段儿童有不同的正常BMI值标准,超过界值标准即为超重或肥胖。成人BMI≥$24kg/m^2$为超重;BMI≥28kg/m² 为肥胖。

危害:①身体危害,如脂肪堆积,失去健美的体型,怕热,懒动,贪睡,行动不便,身体耐力差,负荷过重易引发关节炎。②心理损伤:情绪压抑,自卑,孤僻,注意不集中,严重者发生学校恐怖症,因绝望而破坏公物等。③可引发成年期高血压、高血脂、高血糖、脂肪肝、糖尿病等。

肥胖干预原则及措施:采用饮食、运动、行为矫正等多种方法综合治疗,严禁采用饥饿疗法、肥胖药物或减肥饮品等方法。肥胖的干预需要儿童、家长及儿科医生共同努力,以家庭为单位,注意日常生活细节。

饮食干预:减少能量摄入,予以低碳水化合物、低脂、高蛋白、足量维生素矿物质膳食。牢记食物"红绿灯"。"红灯"食物,如可口可乐、汉堡、烤鸡翅、巧克力、松子、薯片、花生、蛋卷及甜筒等属于红灯食物,热量高,尽量不要吃。"绿灯"食物,如番茄、西芹、包菜、绿豆芽、黄瓜、四季豆、南瓜、青菜、白萝卜及丝瓜等属于绿灯食物,热量低,应多吃。

运动干预:增加能量消耗。①减少在屏幕前时间,每天看电视、打游戏时间不超过 2 小时。②平时要多走路、爬楼梯,少坐车、少乘电梯。③鼓励孩子做些家务。

④认真上好体育课,做好早操。⑤每周慢跑 2 次,从 20~30 分钟开始,以后逐渐增加至 40 分钟。⑥家长要多陪孩子做运动。低强度的活动有步行、做体操、爬楼、慢速跳舞、游泳、打排球、乒乓球、划船等。中强度的活动有慢跑、快速步行、跑走结合、快速跳舞、打羽毛球、慢速骑车及滑旱冰等。

心理支持:父母要以身作则,增加摄入低热卡食物的比例。当孩子不想动的时候,可以采取适当奖励,但注意不能用食物作为奖品,可以增加运动的趣味性,将运动转化为游戏。必要时及时和医生联系,听取建议。

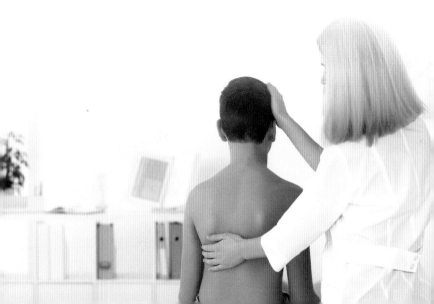

❄ **缺铁性贫血**:青春期对铁的需求量增加。此期女性如铁摄入不足,经期失血过多可致缺铁性贫血。

诊断标准:WHO 建议以血常规检查中血红蛋白浓度低于正常同龄同性别人群的均值 2SD 定为贫血。缺铁性贫血的判断:①Hb<120g/L(12~14.99岁)。②外周血红细胞呈小细胞低色素性改变:平均红细胞体积(MCV)<80fl,平均红细胞血红蛋白含量(MCH)<27pg,平均红细胞血红蛋白含量(MCHC)<310g/L。凡符合上述诊断标准的小细胞低色素性贫血者,结合病史和相关检查排除其他小细胞低色素性贫血,可拟诊为缺铁性贫血。如铁代谢检查指标同时符合缺铁性贫血诊断标准,则可确诊为缺铁性贫血。

临床表现:轻度无明显表现,中重度常表现为体力差、易疲劳、食欲减退、注意力不集中、学习能力下降等。

治疗:补充铁元素,同时摄入含铁量丰富的食物,健康教育,提高青少年对均衡饮食的认知。

❄ **神经性厌食**:简称"厌食",是一种进食行为障碍,女性较常见,发病率 4%。85% 的厌食在 13~18 岁发病。病因不清,可能为生物、心理和环境因素共同作用的结果。青少年多因畏惧肥胖,担心自己的体重增长会影响体型,而刻意控制食物摄入或采用过度运动、导泻等限制体重增加,甚至会导致体重明显下降。

厌食影响青少年身心健康及发育,可产生营养不良,致心血管、消化、肾脏、神经、内分泌等多系统及器官受损,严重时可危及生命。

临床诊断:包括限制食物摄入、害怕体重增长、身体形象问题三方面内容。

营养治疗:①鼓励进食,摄入易消化食物,根据生理功能适应程度及恢复程度逐渐增加食量,保证能量、蛋白、脂肪、各种营养素的摄入。②在家长协助下,青少年参与,共同制定饮食计划及合理的食谱;进食时保持良好情绪,有利于进食,记录进食情况。③每月监测体重2~3次。

心理治疗:目的是使其认识到自己已经患病,愿意主动配合改变不良想法和行为,培养健康的进食行为。必要时可由精神科医师采用抗抑郁等药物治疗其情绪障碍。

支持疗法:有严重合并症,危及生命者需要住院治疗。

预防:养育中正确观点的输入和家长的榜样作用对预防这种问题的发生很重要。

# 附:《婴幼儿喂养与营养指南》推荐的食谱制作

## ✿ 鱼泥青菜番茄粥

原料:熟鱼肉、青菜心、番茄、米粥、橄榄油或熟植物油。

制备方法:鱼蒸熟,去皮、去刺,压成泥;青菜心洗净后在开水中汆熟,切碎备用。番茄开水烫后去皮、去籽切碎;先将番茄加入适量水中煮烂熟,再加入米粥、鱼泥、菜心泥,用小火炖开,加入橄榄油或熟植物油即可。

## ✿ 红薯粥

原料:大米 30g、红薯半个。

制备方法:大米加入足量的清水煮成白米粥。将已蒸(煮)熟的红薯用勺子碾压成泥状后放入白米粥中搅拌均匀即可。

### 🌼 鸡肉白菜饺

原料:**面粉、鸡肉、白菜、芹菜、鸡蛋、熟植物油等。**

制备方法:将鸡肉末放入碗内,加入少许酱油拌匀。白菜和芹菜洗净,分别切成末。鸡蛋炒熟,并搅成细末。将所有原料拌匀成馅,包成饺子下锅煮熟。在锅内放入适量水,撒入芹菜末,稍煮片刻后,再放入煮熟的小饺子,加少许熟植物油即可。

### 🌼 虾蓉小馄饨

原料:大虾、小馄饨皮、小葱、紫菜、熟植物油等。

制备方法:虾仁切碎,加入少量熟植物油等搅成泥蓉馅。包成馄饨入锅煮熟,撒上小葱末和紫菜即可。

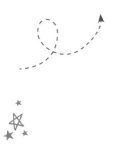

🌸 **三鲜蛋羹**

原料:鸡蛋、虾仁、蘑菇、精肉末、植物油等少许。

制备方法:蘑菇洗净切成丁,虾仁切丁,精肉刮成末,加入少量植物油等炒熟。鸡蛋打入碗中清水调匀,放入锅中蒸热,将炒好的三丁倒入搅匀,再继续蒸5~8分钟即可。

# PART 2

## 小儿神经心理及行为发育

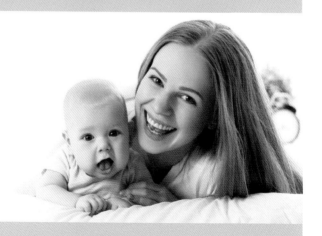

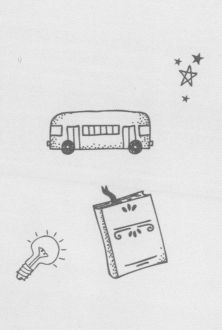

# 什么是神经心理发育？

神经心理发育也称精神发育,包括感知觉、动作、语言、注意、记忆、思维、想象、情绪情感、意志、性格、社会性等方面的发育。而神经心理发育的基础是神经系统的生长发育,尤其是脑的发育。新生儿脑重约 390g,占出生体重的 12% 左右,为成人脑重的 25%,到 7 岁,脑重已基本接近成人的脑重。在最初的 2 年,脑的发育是最快的,随着脑发育的不断成熟,儿童的心理与行为也变得越来越成熟。

感知觉发育包括视觉、听觉、嗅觉和味觉的发育,皮肤感觉的发育和知觉发育。运动发育包括大运动发育,比如抬头、翻身、坐、爬、站、走、跑、跳等,以及精细动作发育,比如抓握物品,拇示指对捏,搭积木,串珠子,用勺、筷子等。语言的发展可分为语言准备期,比如反射性发声、咿呀语、区分语音、词语的理解,以及语言发展期,比如语音的发展、句法结构的发展。

　　神经心理发育受遗传、气质、环境、营养与疾病等因素影响。

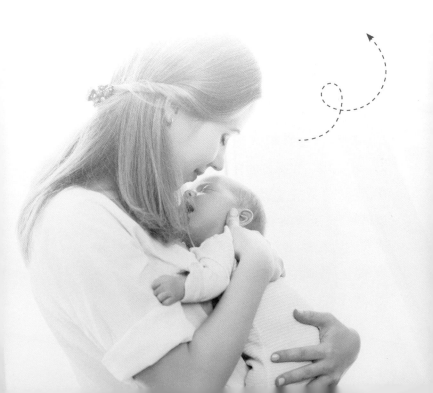

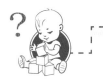

# 体格发育与神经心理发育
# 哪个更重要？

　　在儿童成长过程中,神经心理的正常发育与体格生长具有同等重要的意义,它们相互影响、相互促进。

　　家长往往更关注孩子的身长、体重是不是正常,做保健体检时经常会问医生:"我的孩子是不是偏瘦点?"或"我的孩子是不是偏矮点?"即便是在正常水平,有的家长也会担心地说:"可是我的孩子没有邻居家同龄的孩子胖,怎么才能让他再胖些"。而对于神经心理发育,有些家长就认为无所谓,也不需要检查或监测,认为孩子还小,长大就都会了。这种观念是十分错误的。神经心理发育出现偏离,会影响孩子智力发育。

　　有研究表明,如果在胎儿期及婴幼儿期营养严重缺乏,可使脑细胞减少 20%~30%,从而严重影响智力发育。对于体格发育落后的儿童,更要关注其神经心理发育是否也存在落后。

# 如何测定神经心理发育水平?

儿童神经心理发育水平表现在感知、运动、语言和心理等各种能力及性格方面,对这些能力和性格特点的检查统称为心理测验。而在婴幼儿时期的心理测验被称为发育测验或发育评估。发育评估的方法有很多,通常可以分为筛查性测验和诊断性测验,筛查性测验简便、快速,但只能筛查出正常、可疑、异常的可能性,异常者还需进一步做诊断性测验。诊断性测验内容全面,测验过程耗时长,结果能较准确、客观地反映儿童心理行为发育水平。

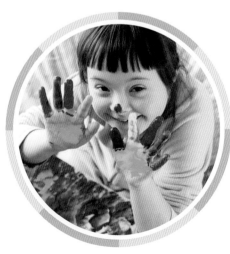

筛查性测验包括丹佛发育筛查测验(Denver development screen test, DDST)、绘人测验、

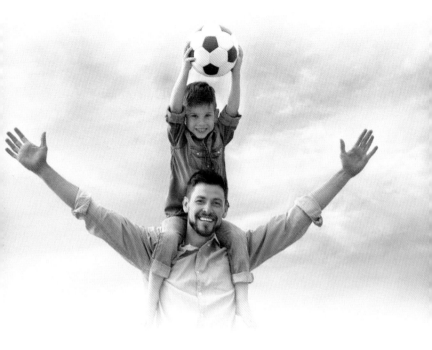

皮博迪图片词汇测验（Peabodypicture vocabulary test，PPVT）、雷文智力测验（Raven intelligence test）等。诊断性测验包括格塞尔发育量表（Gesell developmental schedule）、贝利婴儿发展量表（Bayley scales of infant development，BSID）、斯坦福 - 比奈量表（Stanford-Binet scale）、韦克斯勒幼儿智力量表（Wechsler preschool and primary scale of intelligence，WPPSI）等。

# 为什么要定期做发育评估？

婴儿出生后的前两年是脑发育最快的时期，虽然出生时脑神经细胞数目已接近成人，但脑神经纤维少，树突、轴突少且短，神经细胞的连接少，神经纤维的髓鞘化不完善。这些生理基础决定了宝宝神经心理还处于不断发育过程中，就像我们要监测身高、体重等体格发育指标一样，神经心理测评也需要监测。生命早期，特别是3岁以内，大脑的可塑性最强，代偿能力也最强，大脑能用新生的细胞替代受损害部分的细胞，使脑功能得以代偿，这一点对于早期干预及康复训练意义重大。

通过发育评估，可以评价宝宝神经心理发育是否正常、是否存在发育不平衡，可以为早教训练提供指导。通过发育评估可以早期发现可疑或异常儿童，早期诊断，早期进行干预，早期治疗，并且可以通过定期评估判断疗效，指导下一步的康复训练，从而促进脑功能恢复。

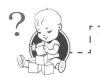

# 哪些儿童属于神经心理发育不良的高危儿童？

✿ 早产儿(胎龄 <37 周)或出生体重低(出生体重 <2 500g)。

✿ 宫内、产时或产后窒息,缺血缺氧性脑病,颅内出血。

✿ 存在高胆红素血症、新生儿惊厥、持续性低血糖的患儿。

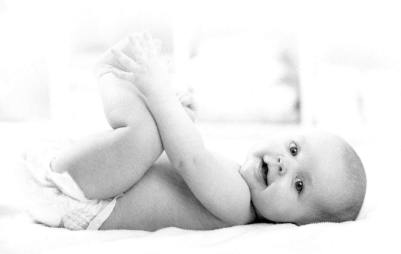

✿ 新生儿期严重感染性疾病(如化脓性脑膜炎、败血症等)。

✿ 患有遗传病或遗传代谢性疾病(如先天愚型、甲状腺功能低下、苯丙酮尿症等)。

✿ 母亲患有妊娠期高血压综合征、糖尿病、严重感染(如风疹病毒、巨细胞病毒)等。

高危儿童发生发育迟缓的风险较正常儿童要高。有研究发现,极低出生体重儿2岁时发育商低于68~70分的发生率达5%~20%,体重越低,发生率越高。因此更要重视高危儿童的发育评估,应定期进行发育筛查和诊断性评估。

# 新生儿只会吃奶、睡觉吗?

许多人误以为新生儿就只会吃、喝、拉、撒、睡和哭,其实新生儿的本领多着呢。

新生儿出生后已经具备了视觉、听觉、触觉、味觉、嗅觉。研究发现,新生儿喜欢看轮廓鲜明和深浅颜色对比强烈的图形;新生儿喜欢复杂的、内容丰富的图形;新生儿喜欢看人脸;新生儿能用目光追随移动的物体和人

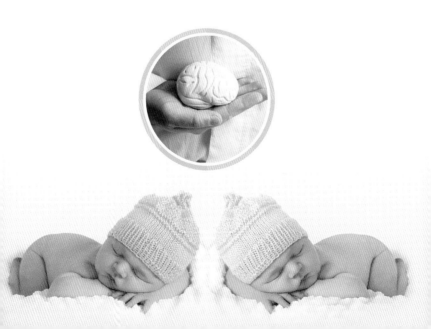

脸;新生儿看东西时,物体距离人眼的最好距离约20厘米;新生儿不但能看,还能记住所看的物体,比如新生儿对长期看过的物体,注视的时间会逐渐减少,若突然换成另一样物体,新生儿又会表现出兴趣;新生儿一出生就有声音的定向力,在他的耳边摇动摇铃,他的眼会转向耳旁声音发出的方向;新生儿喜欢听人的声音,特别是妈妈的声音;新生儿还可以认识和区分不同的味道和气味,比如新生儿尝到甜水会高兴,而尝到酸的东西会表现出厌恶的表情;新生儿可以嗅出妈妈的气味;新生儿天生就具有学习和模仿的能力。有些新生儿当他安静地注视着你的脸时,你慢慢地反复伸出舌头,新生儿也会将舌头在口中移动,甚至也会模仿着伸出舌头。

了解了新生儿的这些特性,父母们可以与宝宝做这些感官游戏,通过这些感官刺激的传入,促进宝宝的大脑发育。

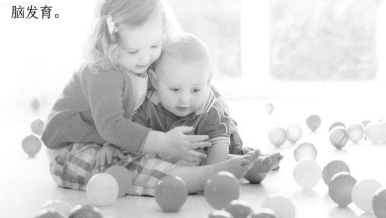

# 给新生儿戴手套好吗？

许多家长不敢给新生宝宝剪指甲，又怕宝宝指甲长抓伤自己或者怕宝宝太小手会冷，所以给宝宝戴上手套，其实给新生宝宝戴手套弊大于利。给宝宝戴上手套，宝宝手碰到或摸到的物体与宝宝手部皮肤隔着一层布，实际是一种"触觉剥夺"，宝宝不能很真切地感受物体的形状、材质、质地等，会妨碍大脑对这个物体进行分析和记忆。触觉刺激的剥夺不利于宝宝大脑的发育。新生儿出生后就有手握持的能力，可以经常给宝宝一些有手柄易握持的玩具握在手中，而戴上手套会妨碍手抓握能力的发展，进而会影响精细动作的发育。

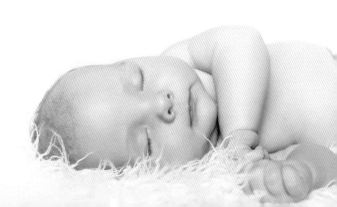

## 为什么练习俯卧抬头对小婴儿十分重要?

俯卧抬头可以锻炼宝宝的颈部肌肉及胸背部肌肉,并可以为之后的头直立、翻身、独坐、爬行打下基础。运动发育的规律之一是头尾规律,即动作的发育自上而下,如先能抬头,后会坐,再会站、走。头部能抬起后,进一步头部能够直立,姿势的对称性开始形成,重心开始下移,这是宝宝获得翻身和坐位能力的基础,头部能够直立也是将来会爬行的必要能力之一。另外,通过俯卧抬头,宝宝的视野范围扩大,感知到的环境更丰富,有利于智力发育。

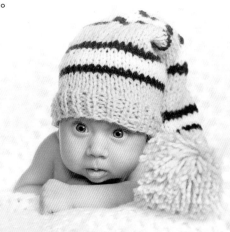

# 如何练习俯卧抬头?

　　首先我们要先了解俯卧抬头的发展过程,一般宝宝1 个月时可以勉强抬头;2 个月时可以俯卧抬头 45°,但不持久;3 个月时可以持久地抬头 45°;3~4 个月时可以俯卧抬头 90°。

　　锻炼俯卧抬头时,首先床不要过软,床上不要有过多物品,家长始终要在宝宝身边,不要离开,以免发生窒息等意外。锻炼的时机最好选在两顿奶之间,宝宝精神状态比较好时。让宝宝俯卧后,要注意不要让宝宝的双臂压在身体下,要放在身体前方的两侧。家长可以一只手拿宝宝喜欢的、色彩鲜艳、能发声的玩具在宝宝面前逗引宝宝抬头,同时另一只手可以抚摸宝宝背部促进其抬头。

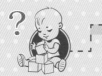

## 翻身是判断婴儿神经心理发育的重要指标吗？

宝宝会翻身了，是宝宝主动运动能力的一大进步。自此，他结束了只能躺在床上或依赖家长帮助他改变体位的阶段，宝宝可以自主地变换自己的体位了。同时翻身也扩大了宝宝的活动范围，因此也扩大了宝宝的视野和接触范围，促进了智力发育。翻身运动需要颈肌、胸肌、背肌、腰肌、腹肌、四肢肌肉的参与。翻身在一定程度上反映了神经心理发育和运动功能，是判断婴儿神经心理发育中大运动能力发育的一个相对重要的指标。

一般 3~5 月龄会翻身，如果 5 月龄仍不会翻身，应该警惕是否存在发育迟缓的可能，应去医院检查，由专业医生根据宝宝的各方面表现综合评估。也有的宝宝超重或肥胖，或冬季宝宝衣服包裹得过多，加之家庭训练得少，会造成宝宝学会翻身的时间延迟。

# 几个月还不会独坐可能有问题?

宝宝会翻身后,随着宝宝神经、肌肉、骨骼发育的进一步成熟,按照大运动发育的头尾规律,宝宝要开始会坐了。一般情况下,宝宝5个月会靠着坐;6个月可以用手支撑着坐或者独坐片刻;7~8个月可以不扶、不靠着,坐得很稳定,并且能够灵活地左右转身,还可以从俯卧翘起小屁股、弓起身子坐起来了。宝宝会独坐后,一方面意味着宝宝运动能力的进一步发展,另一方面意味着宝宝的视野范围改变了,他能更多地关注周围的环境,他的手也可以不再支撑身体,能解放出来拿别的东西玩,从而手部的动作也可得到促进。如果宝宝8月龄仍不能独坐,需警惕发育迟缓的可能,应去医院检查评估,以便能早期发现异常,早期干预。

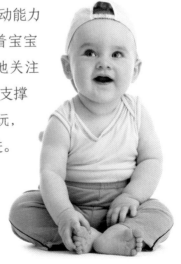

## 为什么爬行对婴儿很重要?

爬行是宝宝生长发育过程中的一个重要阶段,有的宝宝还不会爬就已经会走了,父母就认为没有必要再让宝宝学爬行了,其实这是一种错误观念。爬行的重要性主要有以下两个方面:

✿ 爬行可以促进宝宝动作发育和体格发育。爬行时四肢要支撑身体,还要协调配合,保持身体平衡。这样可以增强躯干、四肢肌肉力量,促进全身动作协调发展,促进小脑和前庭的功能发展,促进平衡觉、位置觉的发展。爬行作为一种运动锻炼,也可以促进宝宝的体格发育。有研究表明,不会爬行的宝宝更容易发生感觉统合失调,长大后更容易出现学习困难。

✿ 爬行可以增强宝宝的自信心和探索精神,促进认知能力发展。宝宝会爬后,活动范围扩大,可以自主地去接近、探索感兴趣的地方或事物,扩大了对周围世界的认识,对父母的依赖减少,可以增强宝宝的自信心和独立性,并促进了宝宝认知能力的发展。

因此,爬行对婴儿十分重要,一定要让婴儿充分爬行,不急于让婴儿站立。

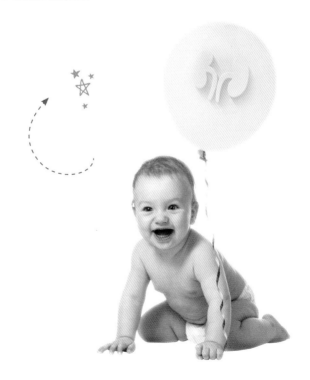

# 学步车有利于宝宝学走路吗？

学步车并不利于宝宝的运动发育。有些家长过早地把尚不该学站、学走的宝宝放入学步车内，让宝宝自己走来走去，家长好去忙自己的事情。宝宝下肢过早承重站立会造成腿部变形，形成X形腿或O形腿；另外有些家长觉得自己扶着宝宝学走路很辛苦，还不如用学步车来替代。宝宝学走路需要有控制身体平衡的能力，而在学步车中怎么走都不会摔倒，也就不需要控制身体平衡，因此会影响宝宝的平衡能力、身体协调性的锻炼，当他不用学步车时反而不会、也不敢走路了。用学步车宝宝走得比较快还会出现"尖足"现象，也就是踮着脚站立、行走。用学步车，有时速度快又不好控制速度和方向，有可能会碰到障碍物或摔倒，而造成意外伤害。

一般在 10~11 月龄后，可适当使用学步车，以增加宝宝的运动兴趣，但不可过于依赖学步车。

# 多大不会独走需找医生甄别?

一般情况下,宝宝在 1 岁左右开始会独立行走,只是走得还不稳,15 月龄能走得好了。

有些宝宝走路早,可以在 10 月龄独走,最晚一般不超过 15 月龄。

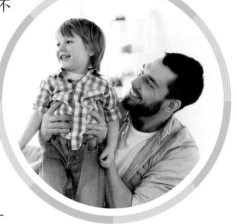

如果宝宝 15 月龄仍完全不能独走,建议去医院做相关检查和发育评估。有的家长总认为宝宝不会走是缺钙造成的,一味地给宝宝补充钙剂,或去医院化验微量元素看缺什么东西。其实宝宝走得晚不一定跟缺什么东西有关,我们更应警惕的是神经心理疾病造成的,比如精神发育迟缓、脑性瘫痪、协调运动障碍等。

经过检查、评估，也可能发现宝宝除了不会走路外，其他方面都没有明显问题，这种情况有可能与家庭早教锻炼少有关，此外也与宝宝自身的气质特点有关，有的宝宝属于比较谨慎、胆小的宝宝。我们平时要对孩子加强早期训练，并多鼓励宝宝，避免过度保护。

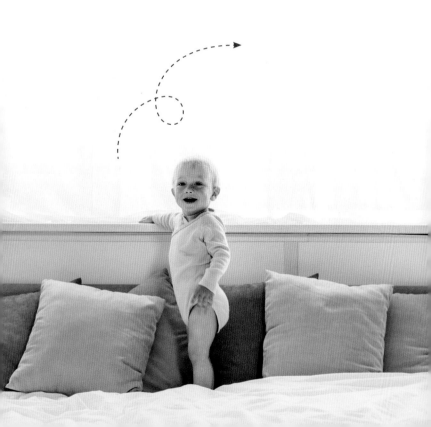

# 婴儿"认生"是好还是不好?

　　"认生"是小儿神经心理发育过程中的一个自然现象,也是神经心理发育过程中一个重要的、必不可少的过程。"认生"大多出现在 6~9 个月,最明显的时期一般是 8 个月龄左右,"认生"意味着宝宝能够将陌生人与熟人区分开、将不信任的人与信任的人区分开,说明宝宝与家人建立了良好的亲子依恋感。宝宝面对陌生人,他会感到不安和恐惧,而要寻求他所信任的父母的庇护,这也是宝宝的一种自我保护意识。

　　"认生"的程度有轻有重,有些宝宝就表现得没有那么"认生",这与宝宝先天的气质类型和后天与人打交道的经验有关。有的宝宝天生就易与人接近;经常和不同的人打交道的宝宝要比很少与外人打交道的宝宝"认生"程度轻。但是如果宝宝特别"不认生",还要警惕有无病理性因素,比如孤独症或精神发育迟缓。而过于"认生"的宝宝,父母也要创造条件让宝宝多与不同的人接触,但要注意给宝宝一个接触陌生人的时间和过程。

# 儿童依恋是怎么回事？

依恋是指婴幼儿与母亲或其他养育者之间形成的亲密的、持久的情感关系，表现为婴幼儿和养育者之间的相互影响和渴望彼此接近，主要体现在母亲和婴幼儿之间。英国精神病学家、心理学家 John Bowlby 指出依恋是一种生物性需要，是婴儿本能反应的结果，他们需要有与照看者的亲密感。建立依恋是早期亲子关系的核心。良好的依恋会使孩子有安全感、具有探寻世界的好奇心和创造力，长大以后的独立性更强。

依恋一般形成于婴儿 6~8 个月之间，分离焦虑与"认生"的出现是依恋形成的标志。

依恋的类型包括：安全型、矛盾型、回避型。安全型的宝宝，母亲在场的情况下，宝宝会感到很安全，能在陌生的环境中进行积极的探索和操作。矛盾型的宝宝，非常怕与母亲分开，如果母亲要离开他，他会大哭大叫，但当母亲回来后，他对母亲的态度又是矛盾的，既寻求与母亲接触，又反抗与母亲接触，即使是和母亲在一起，他也不感到安全，不能积极地进行活动。回避型的宝宝，母亲在不在场都无所谓,他对母亲的离开及回来没有什么特别的反应,这种就是没有与母亲产生依恋关系。

要想建立安全型的依恋关系,妈妈从宝宝出生后就要做到:

🌼 对宝宝发出的信号和需求很敏感,及时应答宝宝的需求。多陪伴宝宝,了解宝宝哭声的不同含义,亲自哺乳及照料宝宝,哺乳或照料宝宝的同时与宝宝要有眼神、表情、语言、动作的交流。

🌼 能主动调节自己的行动来适应宝宝。

🌼 要给予宝宝积极的情感表达,充满爱抚。

🌼 积极鼓励孩子探究环境,并提供必要的帮助和保护,不要过度保护或限制宝宝的活动,但也不要忽视他,任他一个人独自闲着或独自忙着。

🌼 多与宝宝做密切的身体接触,比如拥抱、亲吻、抚触。

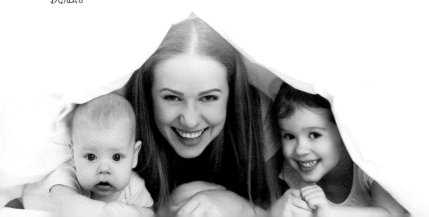

# 睡眠不安都是缺钙造成的吗？

有的爸爸妈妈遇到自己的宝宝睡眠不安、夜哭、夜闹时常常会认为是宝宝缺钙造成的，其实宝宝睡眠不安的原因很多，包括环境因素、生理因素、养育行为因素、病理因素等。

周围环境包括温度、湿度、空气新鲜度等。有的家长生怕宝宝小会被冻着，冬季空调、暖气开得室温过高，室内过干燥，或给宝宝穿得过多、捂得过厚，夏季怕宝宝吹到冷风，室内很热也不敢开空调或电扇，或者长期不开窗通风，都会造成环境不舒适，进而影响宝宝睡眠。

宝宝自身有饥、饱、渴、尿等生理需求，宝宝睡前没吃饱或吃得过多，夜间憋尿也会影响睡眠。

有的家长不带孩子户外活动，宝宝天天在家里待着，缺乏丰富的环境刺激，缺乏运动量。还有的家长在宝宝睡前逗引宝宝，让宝宝过于兴奋，或者稍大一些的宝宝睡前看电视——这些都是影响宝宝睡眠的原因。家长一些不恰当的安慰行为也会造成宝宝的"高需求"，

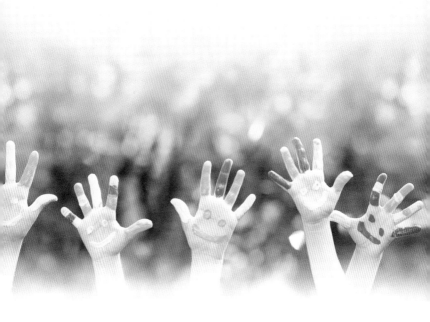

比如夜间频繁喂奶、抱着宝宝睡觉,使宝宝不能学会自行入睡。

当然除处理上述因素外,我们还要警惕是否是由于疾病造成的睡眠问题,比如肠胀气、肠绞痛、维生素 D缺乏或钙缺乏、湿疹、食物过敏、寄生虫、呼吸道感染、中耳炎等。可去医院做相关检查,再有针对性地治疗。

# 什么是气质？
# 不同气质类型的特点及
# 教养对策是什么？

婴儿出生后不久在性情上就表现出明显的差异：有的好动，有的好静；有的爱笑，有的爱哭；有的脾气暴躁，有的比较文静……孩子长大一些后这种差异会更加明显，胆大的孩子敢抓着虫子吓唬别人，胆小的则见到虫子就尖叫闭眼；执着的孩子一件玩具玩很久，有时非要弄个究竟，而没耐心的孩子则玩玩具拿这个扔那个。那么是什么原因造成了孩子之间的这种差异呢？是气质！是与生俱来的气质特点造成了孩子之间的差别。

✿ **什么是气质？** 气质是人与生俱来的心理动力学特性，属于个性特征之一，主要由生物学因素决定。相当稳定而持久。气质使一个人能明显地在性情上有别于他人，使人与人之间的特性泾渭分明。现代心理学一般认为气质是行为的表现方式，体现了行为的速度、强度、灵活性等动力特点。气质又是一个与遗传有关的先天性的个性心理特征。

气质分三种基本类型,即易养型、难养型和启动缓慢型。又在此基础上分为中间偏易养型、中间偏难养型。易养型占 40%,启动缓慢型占 15%,难养型占 10%。中间型占 35%。气质分为九个维度,即气质因子,包括活动水平、节律性、趋避性、适应性、反应强度、反应阈限、心境、注意力分散度、坚持性。

⚙ 气质具有以下三个特性:天赋性、稳定性及可变性。气质的天赋性即遗传性,在孩子身上可以看到父母的影子。气质的稳定性体现在儿童随着年龄的增长,其气质特征总是保持相对稳定。一个儿童在其婴儿期所表现出来的气质特点可以维持一生,这是由气质的遗传性决定的。但气质并非完全由遗传决定(有关研究认为气质的遗传决定性大约为 50% ),在环境因素的影响下,气质可以发生一定的改变。一个低适应的孩子通过环境的塑造或行为治疗,可以变得能够逐步适应,缺乏生活规律的儿童在有效的训练下可以变得较有规律,这就是气质的可变性。

⚙ 不同气质类型的特点及教养对策:考察气质通常用九个气质维度,即气质因子,包括活动水平、节律性、趋避性、适应性、反应强度、反应阈限、情绪、注意力分散度、坚持性。在这些气质的基本要素中,节律性、趋避性、适应性、反应强度是儿童气质分型的主要指标。

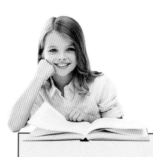

| | 节律性 | 趋避性<br>(对新刺激的<br>反应) | 适应性 | 情绪 |
|---|---|---|---|---|
| **表2 气质的常用维度** | | | | |
| 易养型 | 好 | 积极、接受 | 适应良好 | 愉快<br>反应适中 |
| 难养型 | 差 | 消极、拒绝 | 适应困难 | 负性情绪多<br>情绪反应强烈 |
| 启动缓慢型 | | 不易接受 | 适应慢 | 不太愉快<br>反应慢 |

✿ **易养型**：这类儿童约占 40%。他们的吃、睡等生理活动及日常起居较有规律，对新环境也能够很快地适应，容易接受新事物、新环境及陌生人。他们的情绪总是积极与愉快的，对父母的教养也能够积极地回应与接受。

一般来说，易养型气质的孩子比较讨人喜欢。也会得到家人及周围人更多的关爱、关注及教导。

✿ **难养型**：这类儿童仅占 10%~15%。婴儿期表现出爱哭、不易安抚，添加辅食困难，对新事物及陌生人难以接受等特点。他们在父母喂其食物时常常烦躁、拒食，睡眠不安、规律性差，对新刺激大多表现得畏缩，很难接受环境的变化。长大后也表现得不太快乐，以负性情绪为主。家人一般要花费很大的力气才能让他高兴起来，而由于对其抚爱经常得不到积极回应，家人与孩子间的亲子关系往往不太密切。同样他们也较难得到老师的喜爱。

了解孩子气质类型的目的是更好地了解孩子的特性，调整教育及与其交流、沟通的方式，使其能更好地扬长避短、适应环境、适应社会，更好地得到全面发展。因此，越早了解孩子的气质类型，受益越早。

一般来讲,气质类型相对比较稳定,不易改变,但如果从很小(几个月)就注意按照能够更好地适应环境及发展自我的方向慢慢调整,还是可以改变的。

由于气质本身没有好坏之分,"难养型"这个名称容易让人误认为此类型的孩子不好,因此,部分心理学者对"难养型"这个名称有异议,但目前心理学领域仍还维持使用上述分型名称。

🏵 启动缓慢型:启动缓慢型较少,一般占儿童数量的 10%~15%。这类儿童通常表现得很安静,反应速度较慢,给人有些反应迟钝的感觉。他们适应新事物也比较慢,如果家人积极鼓励或陌生人坚持与他积极接触,他们也会逐渐接纳。家人及老师首先要接受孩子的"慢",再逐渐培养和训练他们的反应速度、行动速度。由于这类孩子很安静,很容易被周围人忽视,家人及老师更应多关注他们。

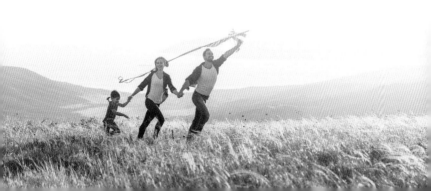

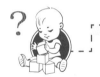

# 小婴儿没有语言吗?

　　有些家长认为会说话了才叫有语言,而实际上语言的发育过程可分为几个阶段:语言的感知阶段、发音阶段、语言 - 动作联系阶段、学说话阶段。出生后 2 周左右的新生儿就能区分人的声音和其他声音,4 个月时能区分男声和女声,6 个月时能区分不同语调,这些属于语言感知阶段。出生后宝宝的哭声是最早的发音,经验丰富的妈妈可以从宝宝不同的哭声中听出宝宝是怎么了;3~4 个月的宝宝会咿呀发音、可以笑出声;4~5 个月的宝宝会主动对人或玩具发音打招呼;6~7 个月的宝宝会出现连续、重复的音节,比如"ah-ah-ah-ah""da-da"等,这些都是小婴儿的"语言";8~9 个月的宝宝开始出现动作语言,比如"欢迎""再见"等动作。因此,不能认为小婴儿不会说话,就不太跟他说话交流。多与宝宝说话,及时对宝宝的发音做出回应,营造良好的语言环境可以促进宝宝语言能力的发育。

# 宝宝真的会叫"爸爸""妈妈"了吗?

7~8个月的宝宝会发"baba""mama"的音了,父母听见后非常高兴,常会说:"我们家孩子真聪明,这么小就会叫爸爸妈妈了。"其实这个时期宝宝只是在无意识地发"baba""mama"的语音,而不是真正意义上地在叫"爸爸""妈妈",如果父母仔细观察就会发现宝宝没有看见爸爸妈妈时嘴里也会自言自语地发着"baba""mama"的音,或者见到谁都说"baba""mama",也有的宝宝可以模仿发"baba""mama"的音。这时的发音是在为不久后的正式说话做准备。多数宝宝要到11~13个月才开始有意识地叫"爸爸""妈妈"。

# 给小婴儿买玩具有必要吗？

正如前面所说过的,即便是新生儿也已经具备了很多的本领,比如新生儿已经具备了视觉、听觉、触觉等,父母可以给宝宝准备色彩鲜艳的小婴儿玩具,黑白对比或内容丰富、色彩鲜艳的图卡在距宝宝眼前 20cm 处缓慢移动,逗引宝宝追视,用能发出柔和声响的玩具逗引宝宝追声,用拨浪鼓等带柄能抓握的玩具或不同质地的玩具放入宝宝手中让他触摸,通过这些玩具可以促进宝宝感知觉的发育。对于再大一些的宝宝还可以为其准备游戏架,上面悬吊玩具,宝宝可用手去拉绳或用脚去蹬,锻炼运动能力、手眼协调及认识事物间的联系。还有积木、能捏响的玩具、能按键的玩具,都可以锻炼宝宝的精细动作。用布书、识物卡等可锻炼语言发育。玩具也是亲子互动的一个工具,可以促进亲子依恋感的建立。因此,给小婴儿买玩具是有必要的,对于小婴儿神经心理发育大有好处。

# 宝宝总把玩具塞到嘴里好吗？

3~8 个月的宝宝经常会把手里拿到的任何物品放到嘴里去舔一舔或咬一咬，父母去阻止，但只要你松开手，宝宝仍会继续把物品往嘴里放，这是为什么呢？

其实，这是在宝宝发育过程中的一种正常现象，有学者管它叫"口部感物"。这种行为是宝宝认识事物的一种方式，宝宝通过舔、吮、咬、嚼物品，可以了解这个物品的特点，比如它的大小、形状、味道、温度、软硬度、表面光滑还是粗糙等。一般 8 月龄后宝宝把物品塞进嘴里的次数越来越少，宝宝开始更多地用手和眼睛感知物体。

在"口部感物"阶段，父母不宜阻止宝宝的这种行为，但要注意宝宝活动范围内不要放危险物品，比如花生之类的食物，尖锐的、有毒的、掉色的、掉毛的物品等。为了保证卫生，宝宝的玩具要经常清洗消毒。

# 宝宝不与人对视有问题吗？

　　眼睛是心灵的窗户,有时即便我们不说话,一个眼神也能让对方读懂你的想法,因此,除了口语,眼睛也是我们表达思想感情的重要工具,眼神交流也是一种重要的形体语言。新生儿有用目光追随人脸的能力,2~3月龄时会较长时间地盯着人脸看,4月龄时会看着别人的脸微笑。

　　如果宝宝4月龄仍不会看着别人的脸微笑,或者经常目光涣散,逗引他、与他讲话时他的眼睛也常常不会看着你的眼睛,经常看向别处,感觉他根本没有在听你说话,很难与他交流沟通,此时就需要警惕儿童孤独症的可能。4月龄不会看着别人的脸微笑是孤独症早期的特征表现之一。缺乏目光对视是孤独症儿童社会交往障碍的一个重要标志。

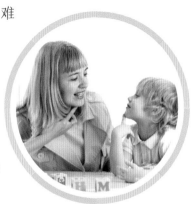

# 宝宝不黏妈妈对吗？

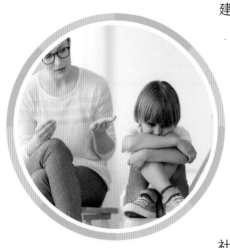

7~8 个月后的宝宝不黏妈妈一方面反映母子未能建立良好的亲子依恋，比如妈妈与宝宝接触得少、照顾得少，妈妈对宝宝的态度冷漠或过于严厉；另一方面，有的宝宝不黏妈妈是由于自身疾病造成的，比如儿童孤独症，患孤独症的宝宝存在社会交往障碍，缺乏对拥抱、亲吻等情感交流的需求，对没有生命的物体比对亲人更感兴趣。

亲子依恋是婴幼儿神经心理正常发育的重要标志和必要条件。宝宝得到悉心的照顾和保护可以使宝宝建立良好的亲子依恋，使宝宝更有安全感。亲子依恋好的宝宝，能够以妈妈为"中心"，不断扩大活动范围，更乐于去探索周围环境,从而促进宝宝运动能力和认知能力的发展,以及宝宝自立意识的形成。另外,良好的亲子依恋使宝宝感受到妈妈的关心和爱,可以使宝宝建立良好的情绪、情感,并能产生对他人的爱和信任感,宝宝从亲子依恋中体会到人际交往中的乐趣,也促进了宝宝人际交往能力的发展。

而未能建立良好的亲子依恋的宝宝,常常会表现得胆小、感情冷漠、内向、孤僻,有的宝宝会表现得过于黏着别人,缺乏安全感,甚至许多成人期的心理障碍,都与婴幼儿时期未能建立良好的亲子依恋有关。

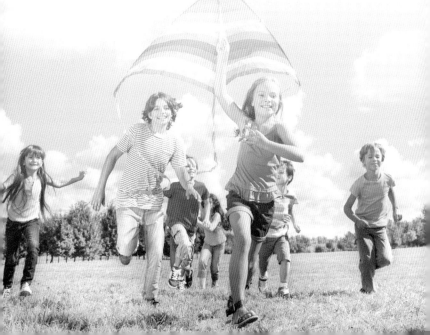

## 幼儿"黏"妈妈需要干预吗？

幼儿期的宝宝比婴儿期时更"黏"妈妈，这让不少妈妈感到困惑，为什么越大越离不开人呢？

这种现象是有原因的。宝宝自5~6个月开始对最亲近的看护者（通常是母亲）产生"依恋"情感，这种情感会使宝宝感到安全、放松，并逐渐对依恋对象产生信任。这对宝宝来说甚至比吃还重要。随着宝宝的长大，这种依恋情感逐渐增强，在幼儿早中期达到高峰。这时期常表现出喜欢"黏"妈妈，不离妈妈左右，在玩耍过程中，如果不是妈妈陪着就会不太安心，会过一会儿就转头寻找妈妈的身影，看到妈妈在才又安心继续玩耍。

因此,幼儿"黏"妈妈是正常的。但也需有意识地锻炼宝宝,使其能短时离开妈妈,告诉宝宝:妈妈爱宝宝,但妈妈有事情要做不能总陪着宝宝,妈妈做完事就来陪宝宝。经过多次尝试,宝宝对妈妈过度的依恋就会有所减弱。

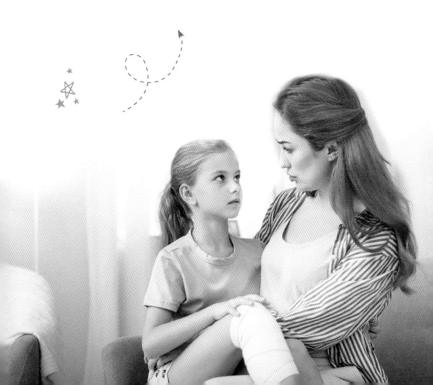

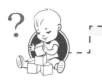

# 玩具分年龄段吗？

给宝宝选择玩具要适合宝宝的年龄,可以根据宝宝不同年龄的神经心理发育特点来选择难度适合宝宝的玩具。这是因为:

❀ 如果玩具对于年龄太超前,宝宝的能力尚未达到玩这种玩具要求的水平,宝宝不会玩或玩不好,容易产生挫折感,从而对这个玩具不再感兴趣,甚至今后再看见这个玩具都非常排斥。另外太超前的玩具也有可能会造成安全隐患。

❀ 如果玩具对于年龄太落后,缺乏挑战性,宝宝没有新鲜感,同样也会没有兴趣,并且对智力的促进作用比较弱。

此外,给宝宝选玩具时除了考虑年龄外,还要考虑宝宝自身的兴趣爱好。

有些玩具可玩的年龄跨度很大,父母也可以开动脑筋创造出多样的玩法。比如套圈玩具,几个月时可以练习抓握套圈,1岁左右可以练习往立柱上套,2、3岁时可以练习分辨不同种类套圈的大小和颜色。

玩具的选择最首要的是要没有危险性：

🌼 没有棱角和尖锐部分。

🌼 玩具要结实，部件要不易脱落：小宝宝喜欢抠或咬一些小的部件，如果不结实，极易被抠掉或咬掉，吃入口中，容易阻塞呼吸道，造成窒息。

🌼 玩具材质不能有毒。

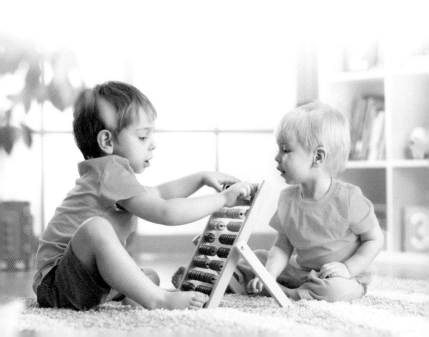

## 什么时候开始练习自己吃饭？

自己吃饭是孩子自理能力中的重要内容。那从什么时候开始练习才好呢？大部分妈妈都是等到宝宝能自己吃饭的时候才让宝宝自己吃饭，多在 2 岁半~3 岁，甚至有的妈妈是因为孩子要上幼儿园了，幼儿园没人喂

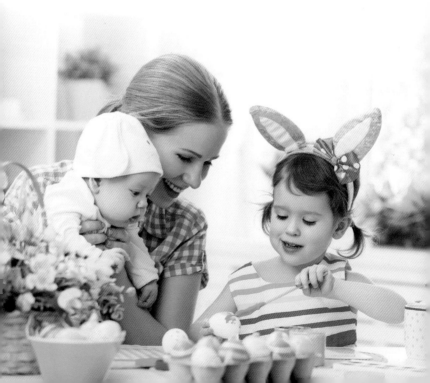

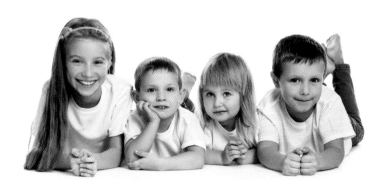

饭才开始着急让宝宝练习。人类的进化使大脑极其发达，但同时也使一些原始的能力退化。自己进食就是其中之一。哺乳动物生下来后就能自己进食，而人类的后代则需要学习进食。实际上宝宝没有我们想象得那样"无能"，这是其一；其二是自己吃饭这件事也没有我们想象得那样需要正式学习。9~10个月的宝宝手口动作已较为熟练，这时可将一些软的固体食物，如小面包块，放在宝宝面前，让其随意抓取入口。待宝宝1岁多后、手口动作很熟练了，就能在大人喂饭的同时也给宝宝一个小勺，让他自己吃。开始肯定喂到嘴里少、洒落多，没关系，给宝宝戴个大的围兜，重要的是妈妈的耐心。几个月后不用特意训练，宝宝就能熟练地自己吃饭了。

# 宝宝喜欢玩具以外的
# 家用物品正常吗？

不少幼儿期的宝宝对为他买的玩具兴趣不大，却对家中的实用物品感兴趣，比如对家中做饭用的饭勺、锅铲等感兴趣。也有的家长不理解、不能接受这样的行为。玩具在大人眼中是专门为孩子设计的、颜色鲜艳的、形状可爱的东西，但在孩子眼中他们可能对接触少的、没见过的东西就是不感兴趣。更有的宝宝看到大人刷马桶竟对马桶刷兴趣盎然，非要抢到手并真的刷一刷马桶才过瘾！我们一定要禁止孩子吗？不要！孩子在做感兴趣的事情时的专注力、创造力是最高的，这能充分调动孩子大脑细胞参与活动，并促进脑发育，提高智力水平。

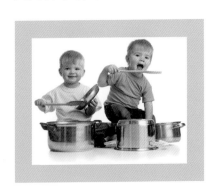

因此，孩子玩非玩具物品时不应制止，只要保证安全及卫生就好。

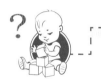

# 背诗是提高智力水平的
# 好方法吗?

　　很多家长常用能背多少首诗作为衡量宝宝本领或聪明程度的重要指标。诗词是人类智慧与艺术的高级表现之一,语言凝练、精准、优美。背诵诗词可以提高宝宝的记忆力,对日后的修养、理解能力有一定的帮助。但诗词往往寓意较深,不利于幼儿理解,此外,简单背诵并不是提高智力水平的最佳方法。智力的核心是理解及解决问题的能力。锻炼与提高孩子智能应在认知的基础上,想办法让孩子理解一些与其年龄相符的事物、提出问题并解决问题。

　　诗是美好的,能让孩子从小接触并记住一些经典的诗句是好事。但不要过于偏重就好。

# 幼儿不喜欢和其他小朋友玩正常吗?

幼儿期的宝宝逐渐产生了自我意识,且彼此交流的能力比较差,因此他们更喜欢独自玩耍。这是这个时期宝宝的行为特点,家长不必着急。正常的表现是幼儿们可以在一起玩耍一会儿,即数分钟,就会分开独自玩耍。随着年龄的增长,较大幼儿(30 月龄后)则可以同小朋友玩耍的时间长一些,但大部分时间还是喜欢自己玩,除非家人主动与宝宝互动。

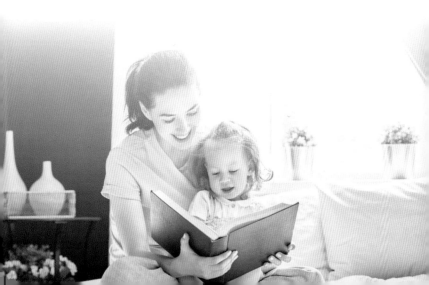

# 幼儿抢别人的玩具怎么办?

幼儿渐渐产生了自我意识,并会以自我为中心,什么东西都是自己的,只要他喜欢。因此,看到喜欢的东西,包括其他小朋友的玩具,都认为是自己的,可以顺理成章地据为己有。当别人不给时会去抢,抢不到还会产生委屈感。不要责怪宝宝,宝宝还不懂得物属权,这是这个发育阶段的正常现象。

当宝宝抢了别人的玩具拒绝归还时不要训斥孩子,可以转移他的注意力,用其他的东西或景象吸引他的注意。如不奏效,可以跟对方商量让宝宝玩一会儿再归还。

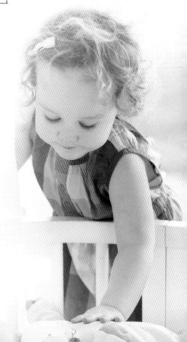

## "贵人语迟"对吗？
## 宝宝多大还不会说话需要看医生？

常常有孩子 2 岁多还不会说话，家长也不以为意，认为我们家的孩子是"贵人语迟"，再大自然就会说了，等到了 3、4 岁还不会说话，才着急来医院就诊检查。

语言发育因个体差异，确实会有早有晚，但多数情况下，1 岁半前应会有意识地叫人。语言发展迟缓是由于各种原因引起的儿童语言理解能力或语言表达能力明显落后于正常同龄儿童的一般发育水平。

影响语言发育的因素常见的有环境、教育、疾病、饮食等。

环境因素，比如家庭语言环境复杂，家中不同的人说不同的方言；照顾孩子的人性格内向、沉默寡言，未能给孩子提供一个丰富的语言环境。

教育因素，比如大人到了孩子该发展词组和简单句的阶段，仍一直用儿语与孩子说话；大人对孩子的照顾过于周到，孩子有需求时一个眼神或一个动作，家长就很快满足孩子的需求，而不是鼓励孩子用语言来表达自己的需求;孩子过早、过多地接触电子产品,被动地接受语言信息,但语言表达能力得不到锻炼。

饮食因素,比如给孩子辅食添加得过晚、过于精细,该添加颗粒状或丁块状食物的阶段却还在一直吃泥糊状食物,孩子咀嚼功能得不到锻炼,会影响颌面骨及口部肌肉发育,从而影响了语言功能的发育。

除上述以外,更需警惕的是疾病因素,比如听力障碍、智力障碍、儿童孤独症、发音器官的病变等。如果宝宝 1 岁半仍不会有意识地叫"爸爸""妈妈",2 岁仍没有有意义的语言,2 岁半不会说 2~3 个字的短语,应及时去医院就诊,做相关的检查、评估,查找语言发育迟缓的原因,积极干预,以免延误治疗。

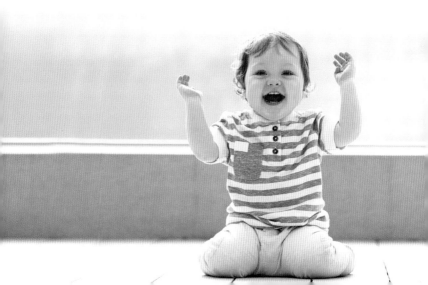

# 如何进行亲子阅读?

现在越来越多的父母们都非常重视早期阅读、亲子阅读。通过早期阅读、亲子阅读,可以增进亲子感情,在阅读中潜移默化地促进宝宝语言能力、思维能力、想象能力的发展,并促进对文学、艺术的欣赏能力以及知识的积累,同时为养成一生阅读的习惯打下良好的基础。

说到亲子阅读,有的家长因为工作或家务繁忙,就给宝宝放讲故事的录音,但对宝宝来说,最具吸引力的莫过于爸爸妈妈的声音。一天当中,父母至少应抽出半个小时给宝宝读书,可以每天固定在晚上入睡前,这样可以让宝宝养成固定的入睡前的规律,并让宝宝体会到父母的关心和爱,更有安全感,心情也更加平静。

给宝宝选择图书的关键是要适合宝宝的年龄,并兼顾宝宝的理解能力。可根据宝宝的年龄特点、喜好,以及图书馆、书店、书友会、图书网站等的推荐和国内外的有关儿童读物的分级阅读指南来选择。父母可以经常带宝宝去书店、图书馆,让宝宝选择自己喜欢的图书,同时大人也帮宝宝挑选不同类型的书。如果宝宝对于某类书或某本书并不感兴趣，父母也不必着急，有时可能是因为书不适合宝宝的年龄阶段，可能过一段时间再拿出来给他讲他就感兴趣了。

有的家长给宝宝读书太过于功利，希望宝宝听完后能记住里面的一些知识，因此讲完后就提问宝宝里面的内容或"知识点"，这样宝宝听故事会成为一种压力。父母可以在讲完后主动跟宝宝分享自己的想法或感受，如果宝宝听完后主动跟你分享他的想法、疑问或感受，父母可以借机跟宝宝一起讨论，并延伸话题，比如如果宝宝遇到书中的情况会怎么办？如果故事某个情节改变了，故事结局会变成什么样？平时父母还可以把讲过的故事内容变成角色扮演的游戏与宝宝一起玩。

## 宝宝的数学能力极强，
## 无师自通正常吗？

有的宝宝很小就表现出对数字的兴趣，翻书时喜欢挑出里面的数字，1 岁多就会写 3 位数的数字；有的孩子对数字过目不忘，能很容易地说出某年某月某日是星期几；有的孩子数学计算能力超强，能够很快心算出别人

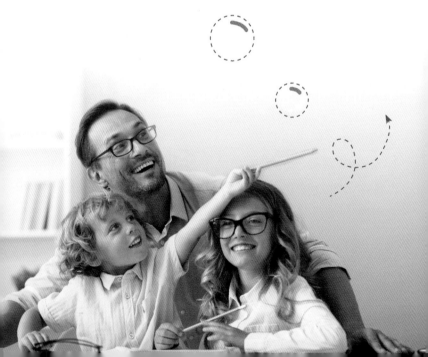

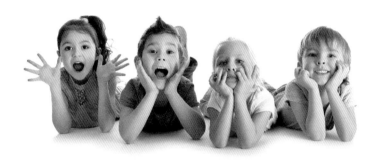

随意报出的数字之和,甚至能算到几十位数字的加法。而这些孩子超出常人的特殊能力不是经过后天的训练得来的,好像天生就是如此,这样的孩子是"天才"吗?

如果暂时不考虑他们的超常能力,全面地去评估孩子各方面的能力,就会发现他们常常在社交能力、自理能力、语言能力等方面存在障碍,而且虽然他们具有"超常能力",但也没有主动与别人交流或分享的意愿或动机,或用此技能去改变自身生活。这种孩子被专家称为"自闭天才"或"孤独症学者"。最经典也最为人熟知的一个代表人物就是达斯汀·霍夫曼主演的电影《雨人》里的主人公雷曼了。有些孤独症儿童会表现出很强的机械记忆能力,因此数学能力超常应让医生甄别一下是否为孤独症。

# 头围大小与智力相关吗？

　　头围的增长与脑和颅骨的生长有关。2 岁以内，尤其 1 岁以内是头围增长最快的时期，而此时期也是脑发育最快的时期。头围的增长在一定程度上反映了小儿脑发育。但这不代表宝宝的头围越大，宝宝的智力水平就越高，或者宝宝的头围越小，宝宝智力水平就越低。宝宝的头围过大或过小都可能是不正常的。头围过小常提示小头畸形或脑发育不良，多伴有智力低下；头围过大常提示脑积水的可能，严重脑积水压迫邻近脑实质也会影响智力发育。婴幼儿期定期测量头围，动态监测头围增长比单评价一次头围更具有意义，如果发现头围过大或过小或连续多次测量头围增长不良，应及时去医院就诊，做相关检查，并定期监测智力发育，以便能够做到早诊断、早干预、早治疗。

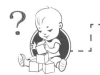

# 前囟门大小与智力有关吗?

有人认为小孩的头囟大小与智力相关,认为头囟没闭的孩子就比较聪明,头囟闭合了孩子的脑子就不怎么长了。这是没有科学依据的。

前囟门是两块额骨与两块顶骨形成的菱形间隙,位于头顶前部,即没有骨组织的部分。用手轻摸是软的,有时会见到它随脉搏跳动。出生时 2~2.5 厘米(对边的中点连线的距离)。随着颅骨的骨化,前囟逐渐缩小,一般在 1~1.5 岁闭合。

出生时囟门大小与早产及母亲孕期钙营养相关。此后囟门闭合得快慢则与孩子维生素 D、钙的营养状况有关,而与智力关系不大。

如果出生时囟门很小,需结合头围及智力水平综合判断是否有异常情况。

# 为什么说越早发现精神发育迟滞意义越大?

在各器官系统中,中枢神经系统,即大脑,在婴幼儿期发育最快,属于领先发育。此外,这时期脑细胞功能的可塑性非常强,神经纤维在外界环境的丰富刺激下能快速生长、发育,也就是人们常说的:还没定型,可改变的范围大。

大脑细胞通过特定的训练、治疗可以提高并改变功能,以弥补邻近脑细胞功能的不足与缺陷。因此,如存在脑发育迟滞、落后,这时期做治疗及训练的效果最好,属于事半功倍。

有不少孩子是在3岁以后甚至上学后才被认定为智力低下而就诊,但这时大脑发育的速度已减慢很多,大脑的可塑性明显降低,这就错过了最佳治疗时机,治疗效果大打折扣。因此越早发现精神发育迟滞意义越大。

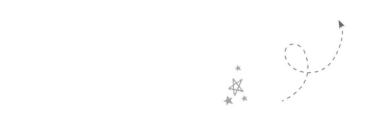

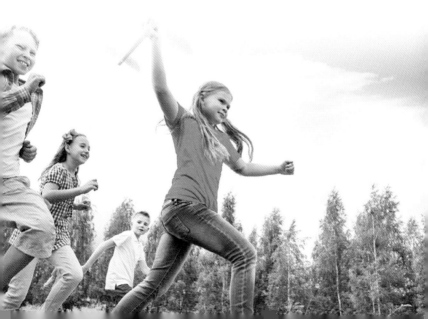

# 如何治疗精神发育迟滞?

首先要找到病因,根据病因施以治疗。如先天性甲状腺功能低下,需终身服用甲状腺素片,对癫痫患儿应用抗癫痫治疗等,对于在胎儿期、产时因缺氧造成的脑损伤,因不存在继续损伤大脑的因素,因此主要是应用营养脑神经药物加上功能训练,促进大脑发育。这些治疗措施也适用于因癫痫等疾病导致智力低下的患儿。

精神发育迟滞的治疗是一个长期的过程,家长应有充分的思想准备,只要坚持就一定能见到效果。对于这些孩子的治疗不仅是家庭的需要也是国家的需要,重视整体国民的素质要从重视儿童的素质开始。

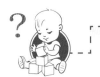

# 智力低下的常见原因有哪些?

　　引起智力低下的原因很多,除遗传因素、某些基因异常相关的综合征,如 21- 三体综合征、威廉姆斯综合征等。常见的多为各种因素造成的大脑受损,因素包括宫内各种原因造成的胎儿缺氧,如母亲高血压、妊娠期高血压综合征、子痫,胎儿脐带扭转、脐带绕颈、胎盘发育不良、胎盘早剥等;产时的难产、产程过长也有可能造成新生儿脑缺氧、脑损伤;生后逐渐出现脑发育迟缓的原因包括先天性甲状腺功能低下、脂肪酸代谢异常、癫痫、大脑炎等。

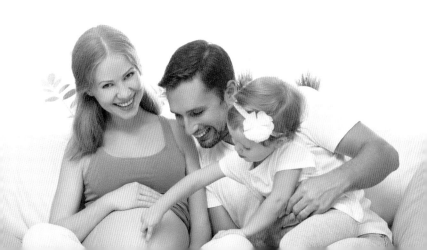

# 如何培养幼儿集中注意力?

俄国教育家乌申斯基曾说道:"注意力是学习的门户"。幼儿的一切智力活动,甚至一切心理活动都必须有注意力参加才能得到发生、发展和形成。注意力受儿童脑发育的影响,也与儿童自身先天的个性和气质特点有关,年龄也是影响因素之一,年龄越小,注意力持续时间越短。在良好的环境下,3 岁儿童能够连续集中注意力3~5 分钟;4 岁儿童可连续集中注意力5~10 分钟;5、6 岁儿童可连续集中注意力 12~15 分钟。后天的因素,比如环境与教育因素,同样影响儿童的注意力。培养幼儿的注意力主要从后天的因素入手。

首先要根据幼儿不同的活动给予其相匹配的环境。如果孩子在做一些相对安静的活动,那么周围环境就不能很嘈杂,否则孩子的注意力容易被周围环境所干扰。同时周围环境也不要放过多的物品、玩具,以免孩子的注意被其他不相关的物品吸引走,不能专注在一个玩具或一个活动中。孩子在做事情时,家长也不要过多地干扰他,可以在边上静静陪着他,若是孩子遇到困难,家长不要马上就去帮助他,稍微等待一会儿,孩子仍然无法独立完成时,大人再指导或协助他完成。如果孩子不太能坚持完成,我们可以鼓励他,从短时间、少次数做起,比如先是1、2分钟或完成1、2次,能坚持下来家长就要及时表扬、鼓励,并逐渐延长时间或增多次数。

兴趣是产生和保持注意力的主要条件。家长可以把培养孩子广泛的兴趣与培养专注力结合起来。做活动时动静交替,将需要高度集中注意力的活动和比较放松的活动相结合。也可以利用孩子的好奇心吸引他的注意力,与孩子互动时家长要表情丰富、语言抑扬顿挫,来抓住孩子的注意力。玩具可以是新奇的,可以有各种不同的玩法。讲故事时可以配合用一个手偶,让它来讲或与它对话。

多与孩子做游戏。在游戏过程中以及在互动过程中孩子可以关注于游戏活动并跟父母或其他人的沟通,也可培养幼儿的专注力。有些感觉统合训练游戏,比如拍球、接球、走平衡木、捡豆子、插小棒、穿珠子等可锻炼幼儿的注意力。再比如有些益智游戏:在图中找某样东西、找不同、走迷宫、拼图等既能培养幼儿的注意力,又能培养幼儿的观察力和记忆力。

# 闲不住的孩子就是
# 多动症患儿吗？

"多动症"的医学名称叫"注意缺陷多动障碍"。多动的孩子不一定就是多动症患儿，而且多动症患儿也不一定多动。

好动首先跟孩子自身的气质类型有关，有的孩子天生就精力旺盛、活动量大，对各种事物都有强烈的好奇心，容易被新事物或外界环境吸引，这样的孩子求知欲强，容易接受新鲜事物和新知识，见多识广。好动、运动量大的孩子如果不让他充分运动，他旺盛的精力无处释放，就很难坐下来，但他们能够根据不同环境的要求来调整自己的行为。

多动症患儿如果有多动，则在活动量上较正常儿童显著增多，他们的多动不分场合，且行为常具有冲动、破坏、不计后果的特点。诊断"多动症"必须要符合"注意缺陷多动障碍"的诊断标准。

从名字可以看出，"注意缺陷多动障碍"除了有"多动障碍"这一类型外，还可以是"注意缺陷"型，这一类型的孩子行为表现并不多动,主要是注意力不集中、发呆走神等。另外还有混合型,既有"多动障碍"也有"注意缺陷"。

　　所以不要给闲不住、好动的孩子轻易扣上"多动症"的帽子,如果怀疑孩子存在这方面问题,应带孩子去医院专科就诊,让专业医生进行评估、诊断。

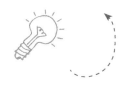

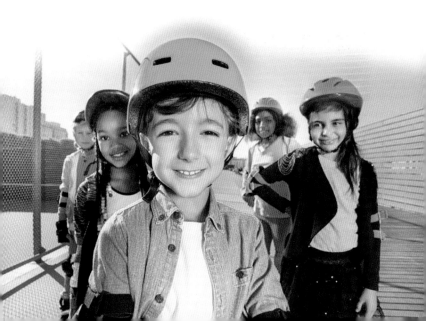

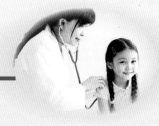

# 阅读笔记